Criando Filhos Saudáveis

Henry Legere, M.D.

Criando Filhos Saudáveis

100 dicas de nutrição

Tradução

Eduardo Rado

SEOMAN

Copyright © 2004, Henry Joseph Legere III
Titulo original: *Raising Healthy Eaters - 100 Tips for Parents*
Tradução autorizada da primeira edição norte-americana publicada por Da Capo Press - The Perseus Book Group.
Acordo: RDC Agência Literária - Espanha.

Capa e projeto gráfico: Gabriela Guenther

Revisão: Gloria Cunha

Ilustração da pirâmide: Fabz

Foto da capa: © Getty Images

Dados Internacionais de Catalogação na Publicação (cip)

Legere III, Henry Joseph
Henry Joseph Legere III ; | tradução Eduardo Rado.
– São Paulo : Seoman, 2006.
Tradução de: Raising Healthy Eaters: 100 Tips for Parents
ISBN 85-98903-04-3

1. Nutrição 2. Crianças 3. Hábitos Saudáveis I. Título
CDD - 649.3

Copyright © 2006 da edição brasileira:

Editora Seoman Ltda.
R. Pamplona, 1465 cj.72 - Jd. Paulista
01405-002 - São Paulo, SP
tel. (11) 3057-3502
www.seoman.com.br
email: info@seoman.com.br

Foi feito depósito legal.

Para Claudia e Chloe, com amor

SUMÁRIO

INTRODUÇÃO

Hoje em dia, há uma quantidade impressionante de informação disponível aos pais envolvendo tudo o que diz respeito a criar filhos. Como pediatra, tento em cada consulta esclarecer as mensagens confusas que nos chegam de várias fontes diferentes. Uma das maiores preocupações dos pais nas consultas com seus filhos é como criar hábitos alimentares saudáveis dentro da cultura do *fast food*.

A obesidade alcança proporções epidêmicas entre nossas crianças. Tanto a Academia de Pediatras dos Estados Unidos quanto a Academia de Médicos de Família já disseram isso. A Associação Médica dos Estados Unidos prevê que o custo, cada vez maior com problemas médicos resultantes da obesidade, será de bilhões de dólares nos anos vindouros. Além da morbidade associada à obesidade, as conseqüências dos maus hábitos de alimentação incluem maior risco de doenças cardíacas, derrames, diabetes, perda da visão, doenças renais e alguns tipos de câncer.

Depois de ler estas informações, você poderá sentir-se tentado a colocar seu filho em uma dieta. Porém, como regra geral, as crianças não devem fazer dietas! Algumas moderações alimentares, quando prescritas por um pediatra, podem ser seguras e até mesmo garantidas. Mas as crianças que iniciam dietas restritivas entram no círculo vicioso da sanfona, o que pode afetar o metabolismo,o crescimento e o sistema endócrino. A melhor maneira de manter o peso adequado é manter um regime de alimentação saudável desde cedo. Crianças em forma, sempre estarão em forma. As que não estão, podem entrar no processo, adotando padrões de alimentação e comportamento, o que aumentará a massa corpórea magra, o metabolismo, o nível energético, sua confiança e auto-estima. Alimentação saudável é estilo de vida, não moda. Assim sendo, é um método que precisa ser aprendido ao longo de anos e aplicado por meio de regras consistentes e por pais que sejam bons modelos de conduta.

Como pediatra, tive a oportunidade de ouvir as queixas dos pais sobre alguns dos obstáculos mais comuns para desenvolver hábitos saudáveis de alimentação em seus filhos. Além disso, tive a sorte de ter mestres que ouviram essas mesmas queixas por vinte ou trinta anos antes de mim e que já testaram o que funciona e o que não funciona. Este livro é um resumo de toda essa experiência acumulada. As 100 dicas oferecidas aqui servem como um guia para o início do processo de criação de filhos com hábitos saudáveis de alimentação.

Para tornar este livro mais fácil possível de ser utilizado, organizei as dicas em seis capítulos: Entendendo o que é nutrição, Regras básicas para criar filhos com hábitos saudáveis de alimentação, Dicas para crianças que não comem, Refeições, lanches e bebidas, Atividade e, por último, Questões de nutrição e saúde.

Muitas dicas oferecem lições gerais de dieta que esclarecem e desmistificam o que é uma alimentação saudável. Cada uma delas contém uma explicação ilustrada com informações de grande utilidade e fácil utilização. Este livro traz também informações sobre a interpretação correta da pirâmide alimentar e explica o papel de cada refeição e principais nutrientes. Este conhecimento incorporado ao planejamento alimentar dá idéias sobre como conseguir uma cooperação entusiasmada daqueles que se alimentarão de maneira saudável no futuro. Muitas dicas são direcionadas ao combate dos obstáculos comuns a uma alimentação saudável dentro de cada faixa etária das crianças, como o ato de comer de forma desordenada e o alto consumo de derivados de leite.

Há também dicas dirigidas a famílias vegetarianas ou consumidores de alimentos crus e integrais, que trazem receitas saudáveis e atividades divertidas. Nesse tópico, há também algumas informações sobre os benefícios e armadilhas dos alimentos orgânicos. Incluí também várias idéias para elevar a auto-estima e uma imagem saudável, partindo de um regime alimentar saudável, prevenindo distúrbios alimentares e doenças que possam resultar de hábitos alimentares não-saudáveis.

Não há mágica ou remédio infalível para acabar com maus hábitos alimentares da sociedade. A única coisa que os pais podem fazer é proteger seus filhos. Conforme eles crescem, vão ficando cada vez mais responsáveis por suas próprias escolhas. Infelizmente, algumas delas podem afetar a saúde deles no futuro. Cada família deve ter suas próprias escolhas e os pais precisam fazer o melhor para dar aos filhos a oportunidade de serem saudáveis no futuro. Estas dicas são direcionadas à construção de um regime alimentar sustentável que irá dar a seus filhos boa vantagem no processo de alimentação saudável que dura a vida toda. Boa sorte e divirtam-se!

Capítulo 1

ENTENDENDO O QUE É NUTRIÇÃO

Nutrição é o que colocamos em nossa boca e na boca dos nossos filhos. Tudo o que comemos pode ser dividido em algumas poucas categorias: o que nos dá energia, o que nosso corpo usa para formar os tecidos e os ossos, o que estimula os movimentos intestinais, o que nosso corpo utiliza para facilitar as reações químicas moleculares e, por fim, aquilo que pode afetar nosso corpo de outras formas, tanto positiva quanto negativamente, como os medicamentos e a cafeína.

Falando de forma mais simples, ingerir uma dieta equilibrada com alimentos de cada um dos principais grupos alimentares garante que nós e nossos filhos tenhamos uma alimentação saudável sem nem mesmo termos que pensar nisso. Para que possamos manter a nutrição de uma forma simples, aqui vão algumas dicas que envolvem diferentes categorias de nutrientes.

> **1** Os carboidratos devem ser a base da alimentação saudável dos nossos filhos.

Apesar da recente popularidade das dietas ricas em proteínas que difamam os carboidratos, eles são a base de uma dieta sustentável e saudável para nós e nossos filhos. Embora seja verdade que carboidratos em excesso sejam convertidos em tecido adiposo, o mesmo pode ser dito sobre a proteína e a gordura em nossa dieta. Dietas altamente protéicas funcionam por um curto prazo porque as pessoas que as seguem ingerem menos calorias do que queimam. Os alimentos ricos em proteína, que são os itens principais nas dietas da moda, são quase sempre ricos também em gorduras, e os efeitos a longo prazo da elevação dos níveis de colesterol na saúde cardíaca dos seguidores dessas dietas ainda são desconhecidos. Além disso, grande parte da perda de peso atribuída às dietas ricas em proteínas em um curto prazo, é por eliminação de água. Andar por aí parcialmente desidratado não é bom para ninguém, principalmente para as crianças!

Quando dou conselhos aos meus pacientes e a seus pais, pergunto a mim mesmo o que eu diria aos meus irmãos e irmãs sobre como alimentar meus sobrinhos e sobrinhas, e penso sobre o que recomendaria à minha própria filha. Resumindo, nunca aconselharia uma dieta da moda para minha própria família. Crianças pequenas certamente não deveriam passar por dietas de restrição de nutrientes a menos que sejam acompanhados de perto por um pediatra e um nutricionista. Os adolescentes também não devem aderir a dietas da moda, porque podem iniciar o processo sanfona para o resto da vida – perda e ganho de peso repetidamente –o que atormenta tantas pessoas. Assim como muitas coisas na vida, os carboidratos são bons em quantidades moderadas. Dito isto, pão de trigo integral, arroz integral e macarrão integral são opções melhores do que seus pares brancos e processados, para toda a família.

2 Incorpore outras fontes de proteína, além da carne vermelha, à dieta de seus filhos.

Oferecer a seu filho uma combinação de diferentes tipos de proteína é a receita ideal para desenvolver hábitos alimentares saudáveis. Do total ingerido diariamente, seus filhos precisam consumir de 10% a 15% das fontes de proteína para garantir um crescimento adequado e a conservação de tecidos, mas a dieta típica das crianças oferece duas vezes a quantidade de proteína necessária. Não importa como seu filho consumiu calorias – proteínas, carboidratos ou gordura – as extras serão armazenadas em forma de gordura no corpo. A chave para uma alimentação saudável é compreender que as proteínas estão disponíveis em outros alimentos além da carne, que, também é rica em gordura.

Mas então qual é a diferença das proteínas derivadas de fontes animais e das derivadas de fontes vegetais? Os dois tipos são formados do mesmo conjunto de vinte aminoácidos. As proteínas de fonte animal são chamadas de completas porque contêm todos os aminoácidos necessários em cada mordida. As proteínas derivadas de fontes vegetais são incompletas por não conter a mesma quantidade. Mas ao combinar diferentes fontes vegetais de proteínas, como arroz e feijão, você estará oferecendo a seu filho todos os aminoácidos necessários!

Enquanto os pais lutam para baixar o nível de colesterol e melhorar a saúde cardiovascular da família, enfrentam também o desafio de satisfazer as necessidades de proteína de seus filhos, e ao mesmo tempo reduzir a ingestão de gordura saturada e colesterol em suas dietas. Alternativas naturais e convenientes estão disponíveis na forma de proteína de soja e feijão. A Associação Cardiológica dos Estados

3 Nem toda gordura é ruim.

Afinal, o que se diz de correto sobre a gordura? Muitos dos mal-entendidos sobre a gordura são perpetuados pelas dietas da moda e também pela enxurrada de informações sobre os riscos e benefícios das dietas ricas em gordura. O que está claro é que uma dieta prudente para as crianças inclui o consumo moderado de gordura saturada e colesterol. Na verdade, uma quantidade adequada de gordura é necessária, já que as gorduras e o colesterol servem não apenas como fonte de energia, mas também como importantes blocos de construção para as células e para os hormônios. Padrões saudáveis de alimentação com consumo moderado de gordura na infância estão relacionados à redução das doenças cardíacas, diabetes e obesidade na idade adulta. Então, prevenir é melhor do que remediar!

Dito isto, é importante lembrar que nem todas as gorduras são iguais. A gordura saturada é o pior tipo de gordura. Escolha óleos para cozinhar que contenham gorduras poliinsaturadas ou monoinsaturadas, como o óleo de oliva. Uma boa regra para reconhecê-las é que as gorduras insaturadas são líquidas à temperatura ambiente e são geralmente derivadas de vegetais, enquanto que as gorduras saturadas permanecem sólidas à temperatura ambiente e são tipicamente derivadas de fontes animais.

Quando for comprar um lanche para seus filhos, você deve também evitar as gorduras parcialmente hidrogenadas, como as encontradas na maioria dos biscoitos, bolachas e salgadinhos. Lembre-se de que a margarina cremosa é geralmente melhor do que a margarina dura porque contém menos ácidos graxos trans, associados a um risco crescente de doenças cardíacas porque levam a um aumento do "mau" colesterol.

Mostre a seus filhos a pirâmide alimentar e ensine-os a incorporar as diretrizes dela em seu planejamento alimentar.

Por mais complicada que possa parecer a pirâmide alimentar (veja apêndice A), aderir às suas diretrizes não é complicado. Com um pouco de planejamento e um pouco de autodisciplina, você pode ensinar a seus filhos um método sistemático para uma alimentação saudável que irá durar a vida toda. As diretrizes da pirâmide alimentar para crianças mais velhas e adultos são ligeiramente diferentes das diretrizes para crianças com idade entre 2 e 6 anos, para quem o Departamento de Agricultura dos Estados Unidos criou recomendações diferenciadas apoiadas pela Academia de Pediatras dos Estados Unidos:

- seis porções diárias de grãos e cereais;
- três porções diárias de verduras e legumes;
- duas porções diárias de frutas;
- duas porções diárias de carnes e duas de leite e laticínios.

A principal diferença das recomendações para crianças pequenas e o resto da família é que a quantidade de porções é diferente para pessoas menores e maiores. Mas para a família toda, a palavra-chave é a variedade.

Aqui está uma dica útil que consegui com uma colega. Ela chama de Regra dos Cinco Mais e recomenda às famílias que lutem para comer no mínimo cinco porções de frutas, legumes e verduras, mas não parem por aí. Se comerem até dez porções em um dia está tudo bem.

Outra boa concepção sobre a pirâmide alimentar, que vem ganhando a simpatia dos pediatras, é ensinar às crianças mais novas quais são os alimentos de "todo dia" e quais são os para "de vez em quando". Os alimentos de todo dia são os alimentos saudáveis que preenchem a base da pirâmide alimentar e **devem** ser consumidos diariamente. Os alimentos para de vez em quando, como o sorvete, biscoitos, bolos e doces, estão no topo da pirâmide e são para consumo esporádico – durante feriados, por exemplo ou uma vez por semana. Assim que as crianças entendem esta distinção, elas provavelmente começarão a dizer a *você* qual alimento é para "todo dia" e qual é para "de vez em quando", e se tornarão responsáveis pelas próprias concessões alimentares.

Uma dieta bem equilibrada é uma fonte adequada de vitaminas hidrossolúveis.

Durante toda a história da humanidade, a maioria das pessoas obteve todas as vitaminas e minerais necessários sem ter que tomar pílulas. Não me entenda mal, eu tomo as minhas todos os dias por precaução, mas se você seguir as diretrizes da pirâmide alimentar, seus filhos *provavelmente* serão capazes de obter nos alimentos todas as vitaminas e minerais de que precisam.

Aqui vai uma lista útil com importantes vitaminas solúveis em água e as fontes alimentares das quais são derivadas.

Tiamina, ou vitamina B_1: Necessária para o funcionamento normal dos tecidos musculares, incluindo coração, sistema nervoso e aparelho digestivo, a B_1 também desempenha um papel importante no metabolismo dos carboidratos e na produção de energia. Carnes magras, nozes e feijão, além de cereais enriquecidos e fortificados, são excelentes fontes de vitamina B_1.

Riboflavina, ou vitamina B_2: Necessária para a produção de energia, para as funções do sistema imunológico e para uma pele saudável, a B_2 é facilmente obtida em alimentos como carnes magras, ovos, cereais, legumes e verduras de cor verde escura e derivados do leite.

Niacina, ou vitamina B_3: Tem como fonte as carnes magras, fígado, nozes, feijão e cereais e é necessária à produção de energia, para a manutenção da pele e como auxiliar digestivo. Pode ser produzida pelo organismo a partir da ingestão do aminoácido triptofano.

Ácido Fólico: Necessário para a produção de energia, prevenção da anemia e prevenção de anomalias na gravidez, como os defeitos do tubo neural. O ácido fólico pode ser facilmente obtido em carnes, feijão, folhas verdes e grãos.

Vitamina B_{12} ou cobalamina: Essa vitamina está apenas em produtos de origem animal como a carne e o leite. A vitamina B_{12} é importante para a produção de energia, prevenção da anemia, absorção de ácido fólico e funções do sistema nervoso.

Biotina: Necessária para várias das reações intracelulares que levam à produção de energia, a biotina é tão difundida nos alimentos que seus filhos comem, que não se ouve falar de deficiências desse nutriente nos países desenvolvidos.

Vitamina C ou ácido ascórbico: Encontrada nas frutas cítricas e frutas vermelhas, tomates, batatas e verduras folhosas e verdes, entre outros. A vitamina C é necessária para um crescimento normal, para as funções imunológicas, cicatrização, formação de dentes e ossos e absorção eficiente de ferro.

Como você pode ver, se seus filhos consumirem uma dieta bem balanceada que inclua itens de todos os grupos alimentares, eles terão todas as vitaminas hidrossolúveis de que necessitam sem precisar da ajuda de pílulas. Leia a dica 14 para uma discussão mais específica sobre as necessidades de ingestão diária de multivitamínicos.

6 Estimule seus filhos a consumirem uma dieta rica em fibras.

A receita para a manutenção de uma boa saúde começa com a ingestão de fibras. Certa vez, meu médico disse que as fibras são como uma vassoura para o trato gastrointestinal, varrendo o caminho até chegar aos intestinos. Há inúmeras fontes de fibras, incluindo frutas frescas, verduras, grãos integrais, legumes e sementes. Uma dieta típica nos Estados Unidos contém apenas cinco a dez gramas de fibras diárias, muito abaixo das 20 ou 30 gramas recomendadas ao dia. Dietas ricas em fibras diminuem a prisão de ventre, ajudam nas funções do movimento intestinal, na recuperação de fissuras retais e hemorróidas e nas doenças diverticulares quando seus filhos forem adultos. Além disso, dietas ricas em fibras podem ajudar a reduzir a incidência de certos cânceres gastrointestinais.

Muitos salgadinhos são feitos de farinha e açúcar refinados, por isso lembre-se de incluir alguns salgadinhos que contenham fibras quando estiver planejando o cardápio dos seus filhos. Por exemplo, uma maçã tem cerca de três gramas de fibras, uma fatia de pão de trigo integral tem dois gramas de fibras e uma cenoura tem dois gramas de fibras. Se um alimento não despertar interesse, tente outro. Se você não conseguir que seus filhos comam algo assado que contenha farelo de trigo, descasque para eles uma laranja. Pipocas feitas sem óleo também são uma boa fonte de fibras. Ou faça com que seus filhos comam uma salada nas refeições.

Algumas crianças podem apresentar inchaço no abdome, cólicas e gases conforme aumenta a quantidade de fibras em suas dietas. Por isso, é importante que seus filhos bebam bastante líquido quando forem adicionadas fibras em sua dieta. Também é recomendável que essa adição seja feita de forma gradual.

7 Assegure-se de que seus filhos em idade de crescimento estejam consumindo quantidade suficiente de cálcio.

Durante a fase de crescimento, as crianças, e especialmente os adolescentes, precisam de nutrientes adicionais. Isso significa que seus filhos em idade de crescimento precisam de mais calorias e mais vitaminas e sais minerais essenciais. Um dos minerais mais importantes de que seus filhos mais precisam durantes os períodos de crescimento rápido é o cálcio. Porém, segundo o Departamento de Agricultura dos Estados Unidos, menos de 35% dos meninos e menos de 15% das meninas consomem a porção diária recomendada de cálcio.

Ingerir e utilizar cálcio o suficiente ajuda a criança a atingir a densidade óssea máxima, que é uma das melhores defesas do organismo contra a osteoporose em um estágio posterior de sua vida. O cálcio também é uma importante molécula intracelular responsável pela contração muscular e sinalização química.

Devido à metade da massa óssea das crianças ser desenvolvida durante a adolescência, nessa faixa etária eles precisam de uma quantidade de cálcio cerca de 25% a 40% maior do que pessoas de outras idades. Isso significa entre 1.200 e 1.500 miligramas de cálcio por dia! Embora pareça demais, lembre-se de que uma xícara de iogurte possui quase 200 miligramas de cálcio, ou 15% do que um adolescente precisa por dia, e um copo de leite tem mais de 400 miligramas, ou 30% das necessidades dele.

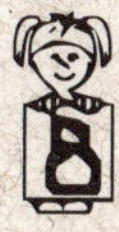

Encha sua geladeira com bebidas saudáveis e sem cafeína.

Será que você deve se preocupar com a quantidade de cafeína que seu filho consome? Depende. Utilizada com critério, a cafeína melhora a concentração porque age como um estimulante leve do sistema nervoso central. Porém, mesmo o consumo moderado pode levar a efeitos colaterais indesejáveis como nervosismo, irritabilidade, falta de sono e taquicardia. A cafeína também tem efeito diurético. Isso pode resultar em camas molhadas se você tiver filhos pequenos, além de problemas de desidratação em crianças muito ativas que utilizam bebidas ricas em cafeína em sua reidratação.

Alimentos e bebidas com grandes quantidades de cafeína, como café, bebidas à base de cola, chá, chocolate e medicamentos consumidos sem prescrição médica também podem dificultar o sono das crianças. Dores de cabeça associadas à cafeína e à fadiga depois da falta de sono podem levar a um mau desempenho escolar.

Dito isso, pense na cafeína quando estiver fazendo compras e mantenha-a longe de sua geladeira. Em vez dela, dê preferência a bebidas como leite magro, sucos de frutas e principalmente água. Além disso, estimule seus filhos mais velhos a escolher alternativas sem cafeína como o café descafeinado ou chás de ervas.

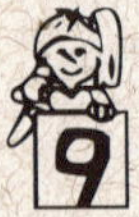

9 Cuidado com o açúcar escondido na comida de seus filhos.

Seus filhos provavelmente comem muito mais açúcar do que você pode perceber. As fábricas de alimentos estão cada vez mais sofisticadas quando o assunto é esconder o açúcar na comida deles. Mesmo que você não tenha uma família de formigas, todos estão comendo açúcar incluído em quase tudo, desde o *catchup* até o saudável iogurte.

Por que algumas empresas fazem isso? Para começar, alguns fabricantes introduzem alguns açúcares estimulantes de insulina na tentativa de aumentar o sabor de alimentos que tiveram sua quantidade de sal e gordura reduzida. Depois, e mais obviamente, eles sabem que as crianças adoram coisas doces.

Alguns nutricionistas separam os açúcares em duas categorias: os açúcares de resposta glicêmica alta e os de resposta glicêmica baixa. Açúcares de resposta glicêmica alta são os que devem ser moderados. Dentre eles estão a sacarose, glicose, dextrose, suco enlatado evaporado, maltodextrina, galactose, xarope de milho, dextrina, açúcar de beterraba, açúcar bruto, açúcar mascavo, açúcar branco, suco de frutas concentrado, xaropes, sorgo, mel, xarope de bordo e xarope de milho rico em frutose. Alimentos como o *catchup*, geléias, gelatinas, refrigerantes, sucos de frutas, frutas em conserva, sorvetes, massas e doces também podem associar-se a amidos que se transformam em açúcares altamente glicêmicos.

Obviamente, será muito difícil eliminar todos os açúcares altamente glicêmicos de uma só vez, mas há alguns passos fáceis que você pode tomar para reduzir drasticamente a ingestão de açúcar de seus filhos:

- Limite os cereais açucarados. No lugar deles, utilize frutas para adoçar cereais sem açúcar.

- Estimule seus filhos a tirar nutrientes e energia de alimentos como frutas cruas e frutas secas (nozes, amêndoas, avelãs, castanha de caju), em vez de barras energéticas ou bebidas adoçadas.

- Por fim, quando comprar sucos de frutas, fique longe daqueles com rótulo de “concentrado” e compre “suco de fruta 100% natural”, depois use água para diluí-los. Não se deixe enganar por bebidas que usam termos como “100% natural” ou anúncios semelhantes, que são cem por cento bobagem.

Sirva ao dia pelo menos três porções de alimentos com grãos integrais.

Integral é todo grão que contenha as três partes de seu núcleo intactas: o farelo, o gérmen e o endosperma. Os grãos não são mais integrais ou tão integrais quando refinados, já que perdem o farelo, rico em fibras, e o gérmen, rico em nutrientes.

Segundo o Food and Drug Administration - FDA, apenas cerca de 5% dos norte-americanos comem três porções de grãos integrais ao dia. O principal benefício dos grãos integrais à saúde é sua capacidade de proteger contra doenças crônicas. O FDA anunciou que alimentos feitos com pelo menos 51% de grãos agem como potenciais inibidores de doenças cardíacas e cânceres. Para ser mais claro, ingerir uma dieta rica em grãos integrais pode diminuir o risco de doenças cardiovasculares, câncer de cólon e obesidade em seus filhos. Os grãos integrais contêm altos índices de fibras, vitaminas e minerais, e os benefícios à saúde trazidos pelos grãos integrais vêm da combinação de todas essas substâncias.

Aqui vão algumas dicas úteis para a escolha de alimentos com grãos integrais:

- O primeiro ingrediente citado em um rótulo de pão com grãos integrais deve ser a farinha de trigo integral e não a farinha de trigo enriquecida.

- Prefira o sabor e a qualidade dos nutrientes em vez da conveniência. Falando de uma forma geral, os alimentos que exigem maior tempo de cozimento (arroz integral ou farinha de aveia integral) contêm grãos integrais em comparação aos seus pares com grãos não integrais (arroz branco ou aveia instantânea). Os poucos minutos extras de preparação serão compensados com sabor, textura e nutrientes.

- Não confie na cor quando escolher alimentos de grãos integrais. O que é marrom nem sempre é mais saudável. O pão pode ser escurecido com aditivos como melado para dar uma aparência de pão feito com grãos integrais.

11 Assegure-se de que seus filhos tenham uma dieta rica em ferro.

É difícil acreditar que existam deficiências minerais nos países desenvolvidos, mas, acredite se quiser, a deficiência de ferro ainda é muito comum nos Estados Unidos. Segundo o Centro para Controle de Doenças nos Estados Unidos, a deficiência de ferro existe no país a ponto de afetar o desenvolvimento intelectual de uma em cada quatorze crianças e uma em cada seis meninas adolescentes. Isso significa que milhões de crianças são afetadas! Bebês, crianças em idade pré-escolar e adolescentes que menstruam são os três grupos de maior risco, que precisam garantir uma dieta rica em ferro.

Pais e filhos podem não perceber os sintomas da deficiência de ferro, que pode incluir perda de memória, mau desempenho escolar, mau desempenho físico, fadiga, irritabilidade, dores de cabeça e falta de apetite. Crianças com anemia causada por deficiência de ferro tendem a ficar doentes com maior freqüência. As crianças podem obter todo o ferro de que precisam a partir de uma dieta saudável, mas devem ser acompanhadas pelo pediatra nas idades apropriadas para determinar-se se estão consumindo quantidades suficientes desse mineral.

Os alimentos mais ricos em ferro são carnes magras, carnes vermelhas, fígado, feijão, uva passa, açaí, espinafre e nozes, mas ele também pode ser encontrado em quantidades variadas em quase todas as verduras e legumes verdes, assim como em carnes não vermelhas como o peixe e o frango. Algumas crianças podem ainda precisar de suplementos de ferro além do ingerido na dieta. Fale com seu pediatra sobre as necessidades individuais de ferro de seus filhos.

Ofereça apenas água ou bebidas sem açúcar durante as refeições.

Para crianças a partir de dois anos e meio de idade, os pais devem criar desde cedo o hábito de oferecer apenas água, leite desnatado ou bebidas sem açúcar durante as refeições. Crianças com três anos de idade já deveriam beber em copos e mesmo assim sempre as vejo chegando ao meu consultório com mamadeiras cheias de suco ou refrigerante. A julgar por sua pobre saúde dentária e por estarem gordinhas, posso dizer que essas crianças provavelmente não vão a lugar algum sem a companhia da mamadeira colada à boca. Além de aumentar a incidência de cáries, essas mamadeiras cheias de suco ou refrigerante simplesmente não oferecem qualquer conteúdo nutricional.

É claro que as crianças precisam de líquidos, por isso dê a elas as sugestões já citadas ou, em último caso, bebidas sem açúcar e não carbonatadas. Na maioria dos casos, refrigerantes e sucos artificiais são, simplesmente, água adoçada. Eu seria o último a dizer que o sabor não é importante e que durante quase toda a minha vida não consumi líquido algum que não tivesse sabor. Ter sabor não significa ser doce, e ser doce não significa ter açúcar. Há várias opções disponíveis aos pais. Esprema um pouco de limão na água para dar sabor, ou ofereça um suco em pó sem açúcar em vez de refrigerante. Para os adoradores de sucos, compre os do tipo *light* como uma alternativa menos calórica ou troque os sucos por água de coco. Você pode também usar água para diminuir gradualmente a quantidade de suco na mistura até que seus filhos estejam mais acostumados às bebidas sem açúcar.

13 Combine comidas gordurosas com verduras para obter melhor absorção de vitaminas.

Os ácidos graxos vêm do consumo de gordura e são essenciais para a saúde de seus filhos. Os ácidos graxos são importantes fontes de energia para o coração, construindo blocos para as membranas celulares e elementos essenciais para o desenvolvimento neurológico normal.

Além disso, a gordura na dieta é necessária para a absorção das vitaminas lipossolúveis, incluindo as vitaminas A, D, E e K. A vitamina A ajuda na visão noturna e mantém a saúde da pele. A vitamina D ajuda o organismo a absorver e utilizar o cálcio, que é essencial para a saúde dos ossos. A vitamina E mantém saudáveis os glóbulos vermelhos do sangue e podem evitar o câncer devido ao seu efeito antioxidante. A vitamina K é necessária à coagulação normal do sangue e pode também desempenhar funções na saúde dos ossos.

Seus filhos devem retirar essas vitaminas a partir da dieta diária, já que, em caso de suplementação excessiva, as vitaminas lipossolúveis são armazenadas no organismo e é possível que se chegue a níveis tóxicos de vitamina A e D. Nem sempre é fácil de se determinar o que é uma suplementação excessiva porque cada criança elimina quantidades diferentes de vitaminas lipossolúveis de seu organismo. De maneira geral, você não deve dar a seus filhos uma suplementação superior a 200% das necessidades diárias de nutrientes individuais. Se você oferecer a eles verduras e legumes verdes e folhosos em vez de um suplemento de vitaminas, isso não será problema.

Experimente este prato saudável com legumes: corte aspargos, cebolas roxas, pimentões amarelos, vermelhos e verdes e coloque-os em uma assadeira. Regue com azeite de oliva e um pouco de sal. Asse os legumes no forno de dez a vinte minutos ou até que fiquem bem cozidos. A combinação de cores, texturas e sabores dessa mistura de legumes será um atrativo para seus filhos, ao mesmo tempo em que aumentará a absorção das vitaminas lipossolúveis em seus organismos.

14 **As crianças precisam de vitaminas e minerais todos os dias, mas não necessariamente de suplementos.**

As crianças precisam ingerir vitaminas? Sim! E não! As vitaminas e os minerais são vitais para o crescimento e desenvolvimento normais, mas as crianças que consomem dietas balanceadas normalmente obtêm tudo de que precisam dos alimentos que comem e, portanto, não precisam de suplementos.

Dito isso, as vitaminas e minerais suplementares podem ser necessários se seu filho for vegetariano, se ele alimentar-se mal ou tiver uma dieta incomum, ou ainda se ele estiver em condições clínicas especiais que interfiram na absorção de vitaminas e minerais (por exemplo, fibrose cística ou doença celíaca). A vitamina D suplementar é recomendada para crianças que ainda mamam no peito. Os bebês que tomam grandes quantidades de leite podem precisar de suplementos de ferro.

Apenas cerca de um terço de nossas crianças tem cálcio suficiente em suas dietas. Isso significa que a maioria das nossas crianças corre o risco de fraturas e, em uma idade mais distante, podem sofrer com a osteoporose. Crianças que tomam muito refrigerante ou outras bebidas carbonatadas também correm o risco de uma má mineralização dos ossos e de osteoporose.

Então qual é o problema em oferecer um multivitamínico a seus filhos? Quase nenhum, contanto que você se lembre que isso é um medicamento, não um doce. Mais não significa melhor. Assim como todos os medicamentos, o excesso pode levar a uma intoxicação! O consumo excessivo de algumas vitaminas hidrossolúveis provavelmente não faz mais do que a quantidade recomendada, mas o excesso de vitamina C está associado a maior risco de pedra nos rins. As vitaminas lipossolúveis (A, D, E e K) não são eliminadas na urina, e o grande consumo delas, pode resultar em grande toxicidade.

A questão mais importante aqui é que seus filhos provavelmente não precisam de vitaminas diárias se estiverem ingerindo uma dieta equilibrada. Mas não há nada errado em ingerir uma vitamina diária se você realmente quiser ter certeza de que seus filhos estão recebendo todas as vitaminas e minerais essenciais. Mas limite esse consumo a um elemento por dia e mantenha o medicamento sempre fora do alcance das crianças. Além disso, uma vez que a intoxicação pelo ferro é particularmente freqüente entre crianças pequenas, talvez você prefira optar por um multivitamínico sem ferro.

15 Cuidado com os rótulos dos alimentos.

Caveat emptor: o comprador que tome cuidado. Esse velho ditado em latim vale tanto para os tempos antigos quanto para os atuais. Durante seus esforços para criar hábitos de alimentação saudáveis em seus filhos, você deve estar ciente dos rótulos intencionalmente enganosos que exibem expressões como "*light*", "menos calorias", "menos gordura", "gordura reduzida", etc. Afinal, o que significa "gordura reduzida"? Reduzida de quê? Reduzida de uma versão anterior do produto que tinha muita gordura?

Ensine a seus filhos o hábito de ler e interpretar os rótulos de propaganda e o conteúdo nutricional nas embalagens dos produtos. Faça com que comparem uma caixa de cereais açucarados com um outro cereal mais nutritivo. Aponte as carências demonstradas na caixa colorida e chamativa do cereal açucarado e mostre os benefícios da alternativa mais saudável. Elogie seus filhos quando mostrarem esses bons hábitos e não pense duas vezes antes de adoçar os cereais com bananas, frutas vermelhas e outras frutas da estação. Se eles não ficarem satisfeitos apenas com as frutas, um pouco de adoçante artificial não fará mal desde que usado com critério.

Capítulo 2

REGRAS BÁSICAS PARA CRIAR FILHOS COM HÁBITOS SAUDÁVEIS DE ALIMENTAÇÃO

Obviamente há mais coisas para se saber sobre uma alimentação saudável do que apenas os princípios básicos de nutrição. Padrões de alimentação – quando, onde e como comer – são hábitos aprendidos durante a infância e que podem afetar a saúde de seus filhos no futuro. Na verdade, minha experiência tem me mostrado que a maioria das crianças obesas comem a comida errada, na hora errada e da forma errada. Este capítulo contém dicas que têm como alvo essas questões. Além disso, há também dicas para que você corresponda aos hábitos alimentares de seus filhos, fazendo com que consiga mudanças positivas na saúde nutricional de sua família.

16 Reconheça que seus filhos têm suas próprias preferências.

Há quatro Ps para se aprender na educação dos filhos, especialmente úteis com relação à nutrição pediátrica. São eles: personalidade, paciência, positividade e persistência. Falarei sobre cada um destes Ps nas próximas quatro dicas.

Comecemos aqui pela personalidade. Lembre-se de que, embora sejam suas crianças, seus filhos serão adultos independentes algum dia. A personalidade deles e a autoconfiança e gostos próprios evoluem a cada nova experiência do dia-a-dia. Em vez de discutir à mesa sobre que alimentos eles devem comer, estimule seus filhos a explorarem suas próprias preferências por meio de técnicas criativas, porém sem confrontos. Aqui vão as três técnicas que estimularão esse tipo de exploração ao mesmo tempo em que você reconhece as preferências individuais de seus filhos:

- Faça uso do **experimente apenas um pedaço** para garantir que seus filhos tenham contato com sabores e texturas variados. Não gaste muita energia preparando refeições elaboradas para eles quando forem muito novos. Dessa forma, você não ficará desestimulado se seus filhos apenas beliscarem a comida do prato ou ficarem brincando com ela em vez de comê-la.

- Utilize o **jogo das cores** nos pratos e lanches para que seus filhos divirtam-se com pequenas porções, mesmo que apenas comam um pouco da comida, com a maior variedade possível de alimentos coloridos. Elogie as crianças quando experimentarem novos alimentos e aceite o fato de eles não gostarem de algumas coisas.

- Como sempre, **dê o exemplo.** Se vocês forem enjoados para comer e não gostarem de legumes e verduras, é hora de crescer e mostrar aos seus filhos como se adquire hábitos saudáveis de alimentação.

17 Tenha paciência com seus filhos.

Paciência, o segundo P, é uma virtude em todos os passos da vida, mas em nenhum outro lugar ela é mais importante do que na relação com sua família. Embora às vezes seja difícil não perder a paciência com alguém com o desenvolvimento emocional de três anos, tente lembrar-se da idade dessa criança!

Fazer com que as crianças comam – e além disso, que comam alimentos saudáveis – é um dos desafios que exigem dos pais paciência. Em vez de jogar tudo para cima porque você preparou um prato elaborado e seu filho não gostou, lembre-se de que ele está rejeitando a comida e não você. Isto é, não leve para o lado pessoal a rejeição à sua comida. Alcançar esse nível de compreensão vai tornar sua vida menos estressante e sua relação com seus filhos mais compensadora nos anos futuros.

A melhor maneira de manter a paciência com as crianças é dividir a responsabilidade com outras pessoas. Uma forte rede social de apoio é essencial para a criação bem-sucedida dos filhos. Se você tiver família e amigos por perto, aproveite a ajuda deles e fique uma noite sem cozinhar.

Jamais chacoalhe ou bata em seus filhos quando perder a paciência! Em vez disso, desfaça sua raiva ou frustração indo para um quarto da casa, apague as luzes e conte até dez. Chame alguém imediatamente se precisar de ajuda.

18 Faça das refeições um momento de diversão e respeito.

Crianças pequenas exploram o mundo ao interagir com o ambiente à sua volta. Quase tudo o que elas querem conhecer acaba dentro da boca. Lembre-se disso, você vai fazer um favor a você e a seus filhos ao oferecer alimentos apropriados à idade deles e deixar com que ajam como crianças. As coisas podem ficar bagunçadas, mas seus filhos talvez gostem de experimentar o que você colocar na frente deles. Conforme vão crescendo, as crianças começarão a encarar os alimentos como algo a explorar, apreciar e partilhar com os outros. Compare os cheiros e sabores de diferentes tipos de alimentos. Converse sobre o que dá cor à comida e pergunte a seus filhos se eles gostam da textura dos alimentos que estão experimentando.

As crianças adoram tarefas concluídas com sucesso! Dê a elas tarefas simples que elas serão capazes de concluir, como pôr e tirar a mesa. Essa dica nos leva a um outro P: a positividade. Faça das refeições uma experiência positiva. Elogie as crianças quando elas ajudarem. E agora que você está ensinando seus filhos a comer de forma saudável, pode também ensiná-los a comer de forma educada. Ensine-os bons modos à mesa como dizer "por favor" e "obrigado", mastigar com a boca fechada e falar apenas de boca vazia. Esses hábitos tornarão o horário das refeições mais agradável para todos.

A refeição é um momento da família. Isso significa evitar a televisão, o telefone e outras distrações. Aproveite o horário das refeições para conversar com seus filhos e conhecê-los melhor.

19 Não desista nunca – sua persistência será recompensada.

O poeta romano Ovídio dizia: "Nunca deixe de lançar sua rede. Nos lugares onde menos se espera, pode haver peixes". Essa idéia nos leva ao quarto P, a persistência. É claro que há benefícios ao incluir o peixe na dieta das crianças, mas como manter a persistência diante das carinhas de nojo dos seus filhos diante de um peixe?

Simples. Reconheça que você não tem o poder de transformar filhos enjoados para comer em pessoas que aceitam todos os tipos de alimentos. Os pais devem continuar oferecendo uma grande variedade de alimentos regularmente. No final, seu filho terá incluído alguns novos gostos em seu repertório. Daí em diante, ele talvez comece a experimentar alguns alimentos com prazer e, com um pouco de sorte, talvez um dia perceba que é mais divertido provar pratos novos do que simplesmente rejeitá-los.

Quantas vezes você já não se cansou ao insistir que seus filhos experimentassem uma coisa nova? Provavelmente não seja fácil de responder. Minha opinião é a de que os pais não devem desistir de apresentar uma novidade até que a tenham oferecido ao menos umas quinze vezes. (Mas não ofereça a mesma comida rejeitada durante quinze dias seguidos!) Seria um desperdício de tempo preparar coisas que você já sabe que seus filhos irão rejeitar, mas se o resto da família gostar da comida, tudo o que você tem a fazer é pedir para que seu filho coma uma garfada a cada dia. E se você proibir lanches no meio do dia para ter certeza de que seus filhos estarão com mais fome nas refeições em que você vai pedir para que experimentem uma coisa nova, suas chances de sucesso serão maiores. E não se esqueça de elogiar o sucesso da tentativa ou de manter a postura positiva no caso de um fracasso. Tenha paciência e perseverança ao reviver tentativas fracassadas. Quando você menos esperar, talvez seus filhos mordam a isca e comecem a comer peixe.

20 Crie gradualmente uma estrutura de alimentação saudável.

É melhor prevenir do que remediar. Isso é especialmente verdadeiro quando combatemos a epidemia de sobrepeso e obesidade infantil. Uma vez que os hábitos saudáveis de alimentação são um estilo de vida, eles exigem um processo para a vida toda que será mais bem-sucedido se iniciado no começo da vida da criança. Você pode utilizar as dicas deste livro para conseguir isso. Mas e quanto aos filhos maiores? Não se preocupe, nunca é tarde para iniciar a conversão dos hábitos alimentares e instituir um estilo de vida saudável. Comece agora!

O primeiro passo é levar a sério a necessidade de um estilo de vida mais saudável e ativo a fim de evitar problemas de saúde. Isso exige que você eduque seus filhos e adote práticas mais saudáveis para a família toda. Isto é, seja um bom exemplo. Até que você tenha tornado a alimentação saudável parte de sua própria conduta, sua credibilidade estará abalada quando tentar fazer com que seus filhos mudem os próprios hábitos.

É impossível ignorar os velhos hábitos de sua família e reconstruir um estilo de vida saudável ao mesmo tempo. Roma não se fez em um dia. Crie lentamente uma estrutura para uma alimentação saudável para toda a família. Tente atingir metas pequenas e possíveis tentando alcançá-las pacientemente, o que pode significar uma pequena mudança por vez, como trocar as batatas fritas pelas cozidas, por exemplo. A chave para o sucesso é não mudar muita coisa de uma só vez. Mas vá em frente. Devagar e sempre.

A atividade física é um dos pilares de um estilo de vida com alimentação saudável.

A chave para a sustentação de um estilo de vida saudável é ter um metabolismo saudável. Os dois elementos mais importantes para construir-se um metabolismo saudável são a alimentação saudável e a atividade física. Nunca é tarde para ensinar isso aos seus filhos. Quanto mais cedo começar, maiores serão suas chances de ajudá-los a desenvolver a idéia de que uma dieta moderada e exercícios são componentes essenciais para uma vida saudável.

O obstáculo mais comum que você irá enfrentar para tornar seus filhos mais ativos será tirá-los da frente da televisão, da Internet ou dos videogames. Para lutar contra as tecnologias tentadoras, uma boa idéia é instituir a "hora da tela" em sua casa. O que significa isso? É o tempo gasto sentado em frente à televisão, ao videogame ou ao computador. Tente estabelecer um limite aceitável para o tempo de exposição às telas que seus filhos devem ter por dia. A hora da tela para as crianças deve ser menor durante a semana e um pouco maior nos finais de semana. Não retirar, mas apenas limitar esse tempo é um conceito importante similar ao não tirar, mas restringir alguns tipos de alimentos a ocasiões especiais. Limitar o tempo de tevê, videogame ou computador vai ajudar muito a colocar seus filhos no parquinho, onde poderão correr, brincar e aumentar seus índices metabólicos por meio da atividade física.

22 Seja um exemplo positivo.

Mais de dois terços das crianças obesas que recebo em meu consultório são trazidas por pais obesos. Por conta de a alimentação saudável ser estilo de vida em vez de moda, é necessário que ela seja tratada como uma questão familiar e instituída em idades bastante precoces. As crianças com melhor condição dentária são aquelas que têm o hábito de escovar os dentes ao menos duas vezes ao dia com pelo menos dois minutos de escovação. A alimentação saudável, assim como a escovação diária, também pode se transformar em hábito.

As crianças se parecem com os pais não apenas pela combinação genética, mas também porque adotam os mesmos costumes. Seus filhos estão constantemente observando e adotando seus exemplos de comportamento e farão o mesmo ao presenciar seus hábitos alimentares. Se eles observarem seu exagero à mesa, seu ganho de peso e as rápidas dietas da moda, entenderão de forma errada que esse é o modo apropriado de se comer e viver.

Crie um exemplo de alimentação ao comer os mesmos alimentos que você gostaria que seus filhos ingerissem. Coma de forma moderada e escolha alimentos com baixos teores de gordura e sal e altas quantidades de fibras. Você dará bom exemplo se seus filhos virem que os exercícios são parte de sua rotina. Lembre-se, passar a seus filhos hábitos saudáveis de alimentação para a vida toda começa com os próprios pais. Então aperte o cinto e boa viagem.

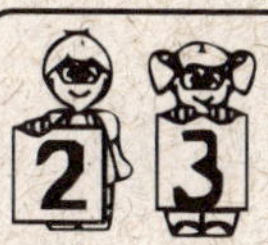

Não force seus filhos a comer quando não estiverem com fome.

Embora possa parecer uma guerra, não crie barreiras entre sua comida e seus filhos. Para ajudá-los a terem uma atitude positiva diante de uma alimentação saudável, não deixe que o jantar se transforme em um campo de batalha. Esse aspecto, fundamental na relação com seus filhos, não deve ser uma competição. Em vez disso, simplesmente ofereça a eles três refeições equilibradas ao dia e lembre-se de que podem comer apenas uma ou duas refeições completas em um determinado dia.

Isso é normal. Se seus filhos estiverem comendo uma ou duas refeições completas nos dias em que você tem certeza de ter oferecido a eles todos os nutrientes, provavelmente não irão precisar de muito mais nas outras refeições. Mas se eles disserem que estão sem fome na hora da refeição, preste atenção na quantidade de leite, refrigerante ou suco que você está deixando que bebam pouco antes. Líquidos em excesso podem encher estômagos, deixando pouco espaço para a comida sólida. Se achar que esse hábito está contribuindo para a falta de apetite de seus filhos na hora das refeições, corte o leite e o suco para ver o que acontece.

Forçar os filhos a comer quando não têm fome pode levar a problemas futuros, inclusive a distúrbios alimentares. Você também não deve forçar seus filhos a comer mais do que uma garfada de alimentos que eles não querem experimentar. Em vez disso, torne os alimentos mais atraentes e gostosos e use-os como um teste de aprendizado sobre o gosto das crianças.

24 Torne o jantar um momento familiar.

Atualmente, as famílias preparam e comem o jantar juntas menos do que três vezes por semana. É cada vez mais difícil achar tempo para ir ao supermercado entre o trabalho, a escola, as aulas de balé, o futebol e o caratê. Mas, apesar da agenda cheia das famílias de hoje em dia, arrumar tempo para o jantar não tem de ser um fardo – exige apenas um pouco de planejamento. Envolva as crianças na preparação do cardápio das próximas três ou quatro semanas. Se os refeitórios das escolas conseguem fazer isso, então você também poderá. Deixe seus filhos ajudarem na lista de compras e evite que a ida ao supermercado se transforme em discussão sobre o que pode e o que não pode ir para o carrinho.

Além dos benefícios da alimentação saudável, uma refeição em casa pode ser um momento agradável em família. Pense no tempo dos preparativos e também no tempo de comê-la como uma recompensa na relação com seus filhos e a saúde emocional de todos. Dê lições sobre como cozinhar, sobre cuidados na preparação dos alimentos e ensine modos à mesa. Crianças gostam de tarefas em que podem participar ativamente até a conclusão. Depois de terem lavado as mãozinhas, envolva-os no processo de preparação da refeição deixando-os medir e misturar os ingredientes. As crianças menores podem pôr e tirar a mesa. Talvez, o mais importante seja elogiá-los pela contribuição com a refeição.

Faça com que seus filhos comam à mesa e no cadeirão.

Uma das queixas mais freqüentes que ouço das mães é "Meu filho não come nada!". E mesmo assim um exame do peso do filho revela que a criança está com um peso inadequado, ou mesmo obeso, apesar de "nunca" comer. Além disso, e quase sempre, o rosto da criança está sujo com farelo de biscoitos e salgadinhos de todos os tipos e a língua tem a cor dos chicletes e doces que acabou de comer. Com mais algumas perguntas, chegamos ao ponto central do verdadeiro problema: a criança não come nada quando a família senta-se à mesa para as refeições.

Comer pequenas quantidades e várias vezes ao dia é um bom conselho para seus filhos se os alimentos ingeridos tiverem um valor nutricional adequado. Mas mergulhar nos biscoitos de chocolate e refrigerantes não faz a base saudável de uma dieta! Seus filhos ficarão "cheios" de salgadinhos não-saudáveis e gostosos e vão perder o interesse no almoço ou jantar se você entupir os armários com guloseimas e deixar o acesso ilimitado. Você não pode esperar que seus filhos tenham a disciplina de recusar esse tipo de comida se ela estiver sempre prontamente disponível.

Não há problema em oferecer lanchinhos durante o dia, mas faça com que seus filhos sentem-se à mesa quando servi-los para que eles desenvolvam o hábito de comer sempre à mesa. Isso pode evitar que adquiram o hábito de comer em frente à televisão com um saco de batatinhas nas mãos.

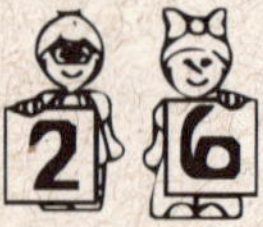

Mesmo que seus filhos sejam enjoados para comer, não prepare refeições diferentes.

Há várias coisas que você pode fazer para estimular seus filhos a apreciarem as refeições, mas uma coisa que não deve é preparar pratos diferentes para eles. Seus filhos não vão ficar sem comer até morrer, por isso não se preocupe se eles pularem uma ou outra refeição ou se forem chatos com alguns de seus pratos. Você não é um garçom e sua cozinha não é de programa de televisão, por isso não vá pensando que tem que preparar um prato diferente para cada um deles. Vamos encarar da seguinte forma: a maioria dos pais não tem tempo ou disposição para preparar comidas diferentes para cada um dos membros da família, e ninguém deve sentir-se obrigado a isso.

Mas há algumas coisas que você pode fazer para estimular seus filhos a comer com a família. Inclua-os no planejamento semanal ou mensal do cardápio, mas não deixe que eles dirijam as refeições para seus poucos pratos favoritos. Esteja ciente dos pratos preferidos das crianças e faça o melhor para incorporá-los ao menu familiar pelo menos uma vez por semana, mas tenha em mente que seus filhos ainda precisarão experimentar novos tipos de alimentos. Lembre-se de que uma criança pode rejeitar um alimento dez vezes seguidas e depois vir a gostar dele. Por isso, persista.

27 Não rotule certos alimentos como ruins.

A palavra "dieta" tem dois usos comuns. Primeiro como substantivo, para designar simplesmente o que comemos, nossa alimentação. E também na construção com o verbo fazer, "fazer dieta", com o sentido de restringir alimentos, gorduras e calorias. É esse segundo sentido de dieta que é associado com privação e desconforto! A principal razão de as pessoas não cumprirem as dietas que adotam para serem saudáveis é que quase sempre exigem a privação de alimentos "ruins". Ajude seus filhos a evitarem essa dificuldade ao não rotular certos alimentos como "ruins". Ajude-os a entender que equilíbrio e moderação são fundamentais para uma alimentação de qualidade. Com uma dieta saudável, eles não vão precisar fazer dietas!

A dieta dos seus filhos é como um quebra-cabeça em que os alimentos que eles comem são as peças que se encaixam para formar uma imagem completa. Alguns alimentos podem conter mais proteína, gordura ou açúcar, enquanto outros podem ter mais vitaminas ou fibras. Há lugar para todos eles. O que torna uma dieta boa ou ruim é o modo como os alimentos são combinados para formar um quadro completo.

Equilibrar as peças do quebra-cabeça para as crianças é importante. Elas precisam de mais de cinqüenta tipos diferentes de nutrientes, vitaminas e minerais todos os dias para terem uma boa saúde. Uma vez que não se obtêm todos eles em poucos alimentos, é importante equilibrar as opções de seus filhos (junto com as suas próprias). E já que não há alimentos bons ou ruins, sua família não precisa eliminar as comidas de que todos gostam! A melhor maneira de garantir um bom equilíbrio é consumir uma grande variedade de alimentos com moderação todos os dias, com base na pirâmide alimentar.

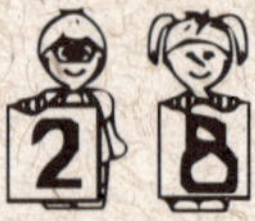

Corte a comida de seus filhos em pedacinhos fáceis de mastigar.

Talvez pareça que esta dica se aplique apenas às crianças pequenas, mas pessoas de todas as idades podem beneficiar-se deste conselho. É claro que picar a comida em pedacinhos evita que as crianças engasguem com pedaços muito grandes, mas para a família toda, cortar a comida em pedacinhos traz muitos outros benefícios também.

Cortar os alimentos em pedaços pequenos torna mais fácil a mastigação e aumenta a superfície do alimento na boca facilitando a atuação das enzimas digestivas presentes na boca, como a amilase. Além disso, com a comida cortada no prato, seus filhos colocarão porções menores na boca em cada garfada. E por demorarem mais tempo para comer, terão a sensação de saciedade sem comerem além da conta.

Comece a preparar o jantar mais cedo.

Um dos problemas com o modo como a maioria de nós come, especialmente os filhos apressados, é o padrão de alimentação. Pular o café da manhã e entrar nas comidas gordurosas na hora do almoço nos deixa com fome na hora do jantar. Os pais estão trabalhando cada vez mais tempo e os jantares também têm ficado para mais tarde. O resultado disso é que as famílias estão comendo os tipos errados de alimentos nas horas erradas!

Faça o possível para terminar de preparar o jantar por volta das 19h30. Isso possibilitará tempo para a digestão e utilização das calorias antes de as crianças irem para a cama dormir. Porque as calorias não utilizadas ficam eficientemente armazenadas como gordura, as que seus filhos consomem na hora do jantar e não queimam até irem para a cama, os tornarão mais gordinhos. Comer mais cedo faz com que a criança acorde com fome e pronta para um café da manhã nutritivo.

30 Separe a hora da televisão da hora de comer.

Provavelmente você já ouviu isso uma porção de vezes, mas desta vez é hora de obedecer: não deixe seus filhos comerem na frente da tevê. Eu já falei que a hora das refeições tem de ser um momento de família, mas também é importante que os lanchinhos não sejam feitos no sofá em frente à televisão. É claro que independentemente do local de consumo, os lanches devem ser nutritivos. Lanchinhos que vêm embrulhados ou em saquinhos normalmente não são saudáveis e acabam oferecendo apenas calorias vazias e sem nutrientes, que são convertidas em gorduras dentro dos nossos organismos.

Quanto mais gordura, ou massa corpórea não-magra, tiverem seus filhos menor serão suas taxas metabólicas. Isso faz com que eles queimem menos calorias em repouso. Assim, as calorias extras não utilizadas ficam estocadas no corpo como gordura adicional. Não é difícil perceber que isso gera um círculo vicioso de ganho de peso como gordura. Além disso, as calorias obtidas nos momentos de inatividade provavelmente não serão utilizadas, já que o corpo queima menos calorias enquanto está sentado. Pense assim: seus filhos podem queimar quatro calorias por minuto se estiverem correndo e oito quando estão nadando, mas queimarão apenas uma se estiverem vendo televisão. Mesmo que esteja lendo ou em grande atividade mental, apenas uma a uma caloria e meia serão queimadas a cada minuto. Nesse ritmo, é fácil saber por que as crianças que comem na frente da televisão têm pneuzinhos.

Faça um favor para os seus filhos: separe a hora da tevê da hora de comer e os incentive a serem ativos.

31 Ensine seus filhos a mastigar bastante.

Mastigar a comida é mais ou menos como respirar: muitos de nós fazemos isso sem pensar. Aqui vão algumas idéias para você pensar. Mastigar a comida ao menos dez vezes a cada garfada ajuda a evitar que a criança engasgue com pedaços de alimentos muito grandes em seu esôfago. A mastigação quebra os pedaços maiores de alimentos e os lubrifica com a saliva, além de desacelerar o ato de comer, tornando menos provável que a comida desça pelo caminho errado, pelas vias respiratórias.

O ato de mastigar estimula a secreção de saliva com a amilase, que inicia a digestão antes de o alimento chegar ao estômago. Mesmo as sopas mais líquidas precisam ser transformadas pela saliva. Se você comer devagar e apreciar sua sopa antes de engolir, os carboidratos presentes nela podem ser parcialmente digeridos pela saliva. Além disso, manter a comida na boca por mais tempo antes de engolir, faz com que os receptores na sua boca reconheçam os nutrientes na refeição e enviem sinais ao cérebro e ao sistema nervoso entérico, onde o plano para a digestão é traçado. Os hormônios e enzimas corretos são então liberados a fim de permitir que os nutrientes na refeição sejam partidos, absorvidos e utilizados pelas partes corretas do corpo.

Mastigar bem os alimentos também garante que as refeições demorem mais, fazendo com que seus filhos sintam-se saciados antes de comer além da conta. Para os filhos menores, você deve cortar os alimentos em pedaços menores e fazer com que comam apenas um ou dois pedaços de cada vez. Isso garante uma mastigação adequada, diminui o risco de engasgarem e faz a refeição demorar mais.

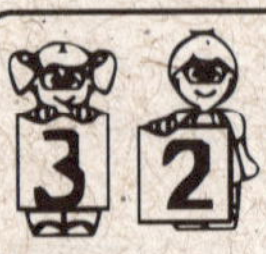

Ensine seus filhos a adotarem uma dieta sustentável com base na moderação.

Como dizia Joseph Hall há muitos anos: "A moderação é um fio de seda prendendo as pérolas das virtudes". (*Christian Moderation*, 1640).

A sustentabilidade é freqüentemente esquecida por aqueles que buscam mudanças no estilo de vida. A chave para a sustentabilidade é a moderação, o que torna fácil manter um estilo de alimentação saudável porque seus filhos não serão privados de muitas coisas de que gostam. Eles simplesmente aprenderão a não exagerar com elas.

A moderação deve ser aplicada tanto aos hábitos alimentares da criança quanto ao seu nível de atividade física. Moderação na alimentação significa comer uma variedade de alimentos e comê-los em quantidades corretas. Comer poucos alimentos dentro da grande gama de opções disponíveis faz com que as crianças não obtenham todos os nutrientes de que precisam para seu crescimento e desenvolvimento. Comer muito de qualquer alimento, seja ele brócolis ou bolo de chocolate, também não é uma boa idéia. Limite o tamanho das porções e faça seus filhos esperarem vinte minutos antes de oferecer uma nova porção. Isso lhes dará tempo para se sentirem satisfeitos.

O ideal é que seus filhos se exercitem por trinta ou sessenta minutos por dia, ao menos três vezes por semana. E não importa se esta atividade é a participação em um esporte organizado ou uma simples corrida pelo parque ou um passeio de bicicleta pela rua. Fazer menos exercícios do que isso será obviamente prejudicial à saúde cardiovascular, muscular e óssea da criança. Mas e quanto ao outro extremo? Muito exercício pode causar desidratação, choques térmicos, desequilíbrio de eletrólitos, convulsões e até mesmo a morte. Mesmo antes que se cheguem a esses extremos, problemas nos músculos e ossos podem ocorrer durante um período prolongado de exercícios. Entre uma hora e meia a duas horas de esforço intenso, ocorrerá um colapso muscular.

Se você estimular a moderação na alimentação e nas atividades físicas, vai garantir que seus filhos sejam capazes de sustentar seus hábitos por toda a vida, maximizando os benefícios à saúde com um estilo de vida ativo ao mesmo tempo em que minimiza as complicações de uma condição hiperativa.

33 Não priorize determinados alimentos.

Os bem-sucedidos diriam que priorizar algo é o caminho para se cumprir uma determinada tarefa. Mas quando o assunto é apresentar aos filhos novos alimentos, porém, os pais têm de aprender quais são as verdadeiras prioridades. No final, não importa que seus filhos não comam brócolis contanto que comam outros legumes e verduras verdes. A verdadeira prioridade é ensinar a seus filhos hábitos saudáveis de alimentação para toda a vida, e não fazer com que acabem com as ervilhas que você colocou no prato.

A tarefa dos pais nessa questão é simples. Eles devem preparar uma refeição equilibrada e servi-la aos filhos em pequenas porções. Introduza um novo alimento umas duas vezes por semana, mas não priorize os alimentos no prato. Siga a regra do experimente apenas uma garfada, e se seus filhos decidirem não comer toda a comida, não se desespere. Talvez eles não gostem daquilo imediatamente ou nem mesmo algum tempo depois. Muitos gostos são adquiridos com o tempo, e seus filhos podem começar a comer uma comida anteriormente rejeitada depois de sua vigésima tentativa.

Mantenha uma atitude positiva e seja persistente, mas também seja insistente com os princípios da pirâmide alimentar ao preparar e servir lanches e refeições. Cada parte da refeição está oferecendo nutrientes e energia, então não torne um prato mais importante do que outro.

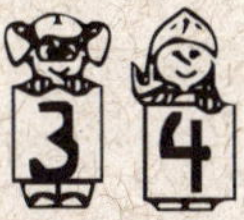

Dê cada vez mais independência alimentar aos adolescentes.

Algumas vezes os pais precisam ser lembrados de que a adolescência é difícil e que crianças mais velhas e adolescentes estarão lutando para descobrir quem são e onde se encaixam. Eles querem fazer as próprias escolhas, mas ao mesmo tempo não estão prontos para lidar com as responsabilidades que suas escolhas trazem.

Como já era de se esperar, os adolescentes mais jovens precisam de mais ajuda em suas tomadas de decisões do que os mais velhos. Conforme vão crescendo, e também com a prática, as crianças se tornam mais capazes de pesar e compreender as possíveis conseqüências de seu comportamento, mas isso acontecerá apenas se você permitir que elas tomem suas próprias decisões. Escolher a própria comida é uma ótima maneira de praticar essa independência de decisão. Isso não significa que você tenha que concordar em deixar de lado a pirâmide alimentar e servir hambúrgueres e fritas todas as noites. No começo, ofereça alimentos saudáveis e coerentes de onde seus filhos poderão escolher o que comer. Se você já tiver estabelecido as bases para uma alimentação saudável – atividades físicas, moderação à mesa e variedade – a transição para que seus filhos tomem as próprias decisões será muito mais suave.

A maioria das brigas entre pais e filhos é sobre diferenças do dia-a-dia quanto aos gostos e escolhas pessoais, não é sobre sérias diferenças de valor. Não deixe que a escolha da comida se torne uma barreira entre você e seus filhos.

35 Ofereça a seus filhos porções menores durante as refeições.

Será que quando não comíamos até quase estourar não nos sentíamos satisfeitos? Não me lembro de ter ido dormir com fome uma única vez, e mesmo assim a tendência tem sido servir porções cada vez maiores a cada refeição. Algumas pessoas não param de comer até terem de desabotoar a calça. Isso pode servir para a ceia de Natal, mas não deve ser ensinado aos filhos como um hábito dia sim, dia não. Além de prestar atenção ao que seus filhos comem, vá ajustando a quantidade a cada refeição.

Esteja alerta para servir porções menores dos alimentos ricos em amido e fibras e apenas pequenas quantidades de alimentos gordurosos, como queijo e carnes gordas. Corte os alimentos de seus filhos em pequenos pedaços e certifique-se de que eles estão mastigando a comida com bastante cuidado antes de engolir. Estimule a conversação à mesa, mas apenas de boca vazia. Essas práticas tornam o jantar um pouco mais longo e dão tempo aos seus filhos para que se sintam saciados com o que estão comendo. Se você fizer seus filhos esperarem vinte a trinta minutos antes das segundas porções, provavelmente eles estarão satisfeitos com a refeição e prontos para uma sobremesa saudável.

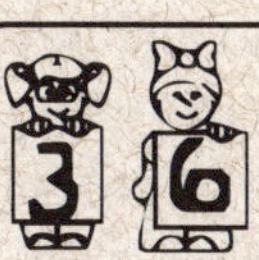

Limite o consumo de salgadinhos não-saudáveis e bebidas açucaradas.

Há espaço para praticamente todo tipo de comida em sua dieta, contanto que os alimentos gordurosos não se tornem o prato principal do seu dia-a-dia. Freqüentemente as crianças adquirem muitas calorias vazias todos os dias a partir de fontes altamente gordurosas e não-saudáveis como salgadinhos fritos e bebidas com alto teor de açúcar.

Quando ensino os pais, sempre empresto o que costuma dizer um colega: limite os "-os" na dieta de seus filhos: Fritos, Doritos, Oreos e Cheetos! É simples e os pais geralmente entendem bem. A regra dos "-os" não significa apenas cortar os alimentos terminados com essas letras, mas sim lembrá-los que eles devem limitar as batatas fritas, biscoitos fritos, biscoitos doces, bolos, sucos e refrigerantes não-dietéticos na alimentação dos filhos. A maioria dos pais não serviria um jantar feito só de batatinhas fritas, e mesmo assim a maior quantidade das calorias das crianças pode estar entrando por meio dos salgadinhos, biscoitos, bolos e refrigerantes.

Lanchinhos não-saudáveis vão, em casos extremos, levar à obesidade. O *fast food* junto com esses salgadinhos e os refrigerantes, formam a santíssima trindade da obesidade infantil e são o arsenal do que um dos meus professores chama de "carbo-lipo-terrorismo". A obesidade infantil, que pode levar a doenças cardíacas, diabetes, derrames e outros problemas no futuro, atingiu proporções epidêmicas. Ao mesmo tempo, esses lanchinhos fazem com que as crianças percam o apetite na hora das refeições. Quando as crianças se entopem com salgadinhos entre as refeições, estarão menos dispostas a experimentar comidas novas e saudáveis na hora em que devem e mais propensas a se tornarem crianças difíceis para comer.

Mantenha salgadinhos saudáveis no armário e estimule seus filhos a beberem água. Se você encontrar dificuldades em eliminar o refrigerante, mude para os dietéticos. Deixe as batatinhas fritas, biscoitos e bolos para o fim de semana ou ocasiões especiais. Essas pequenas mudanças vão ajudar seus filhos a terem uma alimentação saudável no futuro.

Não use a comida e os lanchinhos para distrair seus filhos ou mantê-los ocupados.

Quando seu bebê chora, nem sempre é por fome. Algumas vezes ele só quer ser segurado no colo. Porém, se você colocar na boca dele uma mamadeira com um suco doce, talvez consiga com que ele fique quieto. Bom, não é? Não. Não comece o círculo vicioso da associação do tédio, da tristeza ou da ansiedade com a comida.

Conforme seu bebê vai crescendo, ele terá um grande arsenal de energia e curiosidade. Isso pode fazê-lo querer andar pela casa ou fora dela. É tentadora a idéia de fazê-lo ficar parado com um pirulito na boca, mas resista a isso. É verdade que eles podem cambalear por estarem com fome e precisarem comer. Nesse caso, ofereça um lanche nutritivo, seja um que você tenha preparado anteriormente ou algo fácil de arranjar na hora, porém igualmente nutritivo, como frutas frescas. Porém, se seu filho estiver andando com dificuldade por cansaço ou tédio, não ofereça comida para ocupá-lo. Se fizer isso, estará reforçando nele o hábito de comer quando não tiver outra coisa a fazer ou quando se sentir mal com alguma coisa.

Em vez de enfiar um pirulito na boca do seu bebê quando ele estiver irritadiço, dê a ele um livro para colorir e giz de cera. Deixe que ele use sua energia e desenvolva sua criatividade de forma positiva em vez de tentar distraí-lo com as calorias não-nutritivas dos sucos ou salgadinhos não-saudáveis.

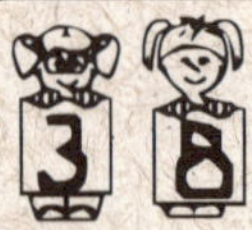

Não castigue seus filhos por rejeitarem certos alimentos.

As crianças devem ser regularmente estimuladas a experimentar novas comidas, e você deve insistir que eles provem ao menos uma garfada durante as refeições. Porém, você deve também respeitar os gostos de seus filhos quando eles experimentarem algo e disserem que não gostaram.

Há muitos motivos para que seus filhos rejeitem um alimento. Algumas vezes eles estão simplesmente reproduzindo o ato de um irmão ou amiguinho e sua aversão não tem nada a ver com a textura, cor, cheiro ou sabor da comida. Isso é muito comum com crianças mais jovens que olham para os irmãos mais velhos e copiam seus hábitos alimentares. Sua melhor chance de sucesso nesse caso é fazer com que os filhos mais velhos ajudem a estimular os mais novos a experimentarem novos alimentos, pela saúde dos irmãozinhos menores.

Algumas vezes as crianças rejeitam uma comida porque sentem desconforto ao comê-la. Talvez seus filhos rejeitem um alimento por terem uma pequena alergia a ele. Acontece principalmente com leite, ovos e peixes, ou produtos que contenham amendoim.

Castigar os filhos por não gostarem de um alimento leva a brigas durante as refeições e a associações não-salutares com a comida, o que pode causar distanciamento entre você e seus filhos e suscitar padrões não-saudáveis de alimentação. Em vez disso, simplesmente peça que comam uma garfada. Talvez eles nunca cheguem além daquela garfada, mas você atingiu um padrão de comportamento consistente à mesa.

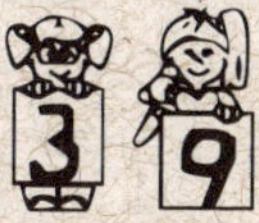

Crie um ritmo aceitável para as mudanças.

As mudanças saudáveis na dieta de seus filhos serão de grande benefício a eles hoje e no futuro. Porém, instituir várias mudanças de uma só vez pode ser prejudicial à sua família e levar suas tentativas ao fracasso. Pense que adotar uma alimentação saudável e um plano de atividades físicas é uma maratona, não uma prova de cem metros rasos. É claro que você pode mudar cinqüenta coisas de uma só vez, mas você e seus filhos sucumbirão à exaustão, como se de repente tivessem que correr a toda velocidade. Escolha um ritmo adequado para sua família, e contanto que consigam progressos, não desanime caso as mudanças levem tempo.

De forma geral, tente no máximo duas mudanças por semana com os alimentos e os exercícios. Deixe sua família acostumar-se com as coisas antes de pularem para novas mudanças. Por exemplo, comece mantendo alimentos mais saudáveis no armário em vez de alimentos gordurosos e calóricos, ou limitando o tempo de televisão de seus filhos a uma ou duas horas por noite durante a semana. Essas são apenas algumas mudanças simples que podem levar tempo para serem completamente adotadas por sua família, mas valerão a pena por sua saúde em um longo prazo.

Capítulo 3

DICAS PARA CRIANÇAS QUE NÃO COMEM

Todos nós sabemos o quanto é frustrante tentar fazer com que os filhos comam algo que têm certeza de que não irão gostar – ou que têm certeza de que *não* gostam! A aparentemente insignificante tarefa de ensinar uma criança a comer alimentos variados que incluam legumes e verduras é certamente difícil, mas é parte integrante do processo de criação de uma pessoa com hábitos saudáveis de alimentação. Além de seguir as regras básicas colocadas no capítulo 2, você pode achar as dicas desse capítulo úteis quando seus filhos que comem pouco estiverem ainda mais enjoados para comer.

Institua em sua família a regra do experimente ao menos uma garfada.

Muitos especialistas em dietas, enfermeiras e pediatras descobriram que crianças enjoadas podem ser vencidas por comidas interessantes com a regra da "primeira garfada". É simples assim: você apenas pede a seus filhos que experimentem apenas uma garfada de um novo alimento.

Quando essa regra puder ser aplicada, ou seja, com seus bebês e crianças pequenas, eles já adquiriram alguns poucos gostos pessoais. Não os ataque com comidas de sabor forte ou pratos mistos. Prepare coisas simples e apresente um alimento de cada vez. Você terá mais sucesso se introduzir os novos alimentos em dias em que seus filhos estiverem com mais fome; então planeje de antemão e trabalhe para que fiquem com fome! Mais especificamente, suspenda os lanchinhos durante a tarde, entre o almoço e o jantar, para obter melhores resultados.

Explique às crianças que não há problema em não gostar de algo mas é importante experimentar antes de tomar uma decisão. O mais importante é conseguir a cooperação deles e elogiar bastante quando experimentarem uma garfada. E certifique-se de que tanto o pai quanto a mãe também estejam seguindo a regra da primeira garfada. Se você não gostar de algo, diga que não gosta e explique seus motivos. Isso criará um bom modelo para seus filhos.

Posto de forma mais simples, a regra da primeira garfada significa que todos na família precisam experimentar ao menos uma garfada de uma nova comida. Se os seus filhos não quiserem prosseguir, aceite a decisão deles. Deixe que eles mesmos escolham um legume ou uma verdura no supermercado que queiram experimentar. Você pode não gostar daquele alimento, mas deixe-os experimentar; eles podem gostar. Use um livro de culinária para encontrar receitas que melhor estimulem toda a família. Não desanime nem mostre sinais de reprovação quando seus filhos recusarem uma segunda garfada. Aceite a decisão deles, reconhecendo sua cooperação ao terem experimentado uma coisa nova. Não se esqueça de tentar novamente outro dia, e outro, e outro.

Use todos os truques.

Quando eu era criança, era tão enjoado quanto qualquer criança podia ser. Mas minha mãe tinha um truque que funcionava sempre. Ela comprou um prato de plástico com a imagem de robôs lutando no espaço. Eu adorava aquele prato. Minha mãe não servia as refeições naquele prato todos os dias, mas apenas quando queria empurrar ovos, peixe ou brócolis contra mim. Eu continuo não gostando de brócolis, mas ainda comeria se fosse servido naquele prato!

Você não tem que se limitar a comprar coisas bobas – ou naquele caso, coisas legais! – como pratinhos e talheres engraçados. O propósito é tornar as refeições divertidas. As crianças gostam de variedade, sejam as cores, sabor ou textura dos alimentos. Por que não dar ao seus filhos um pedaço de papel e giz de cera para que eles fiquem brincando enquanto comem? A distração pode ser útil, e eles podem ser estimulados a desenhar o que gostam e o que não gostam.

Além disso, você também pode dar nomes engraçados aos pratos. Quem pode resistir a uma sopa borbulhante? Deixe que seus filhos criem nomes para os pratos e preste atenção para sempre chamar o prato com aquele nome escolhido por eles. A única regra é a de que eles experimentem a comida antes de dar um nome a ela. Outra dica do arsenal de truques da minha mãe para os dias em que ela queria que eu experimentasse uma comida nova era não deixar que eu comesse lanchinhos entre o almoço e o jantar. Dessa forma, eu sempre estava com fome o suficiente para comer qualquer coisa – contanto que estivesse no prato certo!

Não se esqueça das regras com os bebês – torne as regras flexíveis a fim de obterem sucesso.

Quando os bebês começam a comer, pode ser uma época confusa e frustrante para os pais, mas em vez de concentrar-se nos aspectos negativos, parta para uma perspectiva mais compreensiva. Os bebês não têm a coordenação motora necessária para usar um garfo ou uma colher sem fazer uma grande bagunça. Algumas vezes, recorrem ao uso das mãos para comer. Eles tendem a cuspir, jogar para longe ou arremessar os alimentos, falar com a boca cheia e ficar irritadiços. Será que estão tentando irritar os pais intencionalmente? De jeito nenhum. Os bebês nessa fase exploram o mundo das cores, sabores e textura dos alimentos tanto com as mãos quanto com a boca. Porém, não é perda de tempo ensiná-los como comer saudavelmente.

Previna-se contra a bagunça colocando um tapete plástico embaixo do cadeirão do bebê. Quando seus filhos jogarem longe os alimentos, diga “não” de forma gentil, mas não retire o prato até que a refeição esteja terminada. Não faça disso um jogo em que o bebê joga e você apanha. Ofereça uma variedade de alimentos durante as refeições, mas mantenha sempre porções pequenas no prato. Você vai se preocupar muito menos quando uma pequena porção cair no chão em vez de um prato cheio.

Crie o hábito de sentar seus filhos à mesa e no cadeirão. Os bebês nessa fase são curiosos e preferem comer e explorar, fazendo a maior bagunça. Você deve ter paciência e compreensão, mas também firmeza. Também deve saber que andar ou correr enquanto comem, aumenta o risco de seus filhos engasgarem.

É melhor não forçar seus filhos a comer tudo o que está no prato. É melhor perder algumas sobras do que brigar com eles ou forçá-los a comer quando já comeram o bastante. Tenha em mente que os bebês nessa idade podem perceber quando estão com fome e não são como os adultos que comem também por gula. Para certificar-se quanto ao desenvolvimento de seus filhos, sempre peça ao pediatra que examine o quadro de crescimento e altura nas consultas seguintes.

Recompensas simples podem reforçar o bom comportamento de seus filhos. Eu sugiro entusiasmo em seus elogios quando seus filhos demonstrarem uma etiqueta adequada à mesa. Você também pode oferecer figurinhas como prêmios, mas não use a comida como premiação: isso pode levar a hábitos não-saudáveis no futuro. Como sempre, seja um bom modelo. Se os seus filhos virem você comendo na frente da televisão entre as refeições, com toda razão não irão entender por que não devem fazer a mesma coisa.

Disfarce os legumes e verduras nos alimentos que seus filhos comem.

Legumes e verduras são insubstituíveis em uma dieta saudável e equilibrada, proporcionando fibras, vitaminas e minerais. Todos os pais sabem disso. O que a maioria dos pais também sabem é que as crianças não gostam de legumes e verduras! Isso não significa que seus filhos não vão comê-los; principalmente se eles não souberem o que está no prato. Tente esconder os legumes e verduras nas comidas. Nesse caso, o que seus filhos não vêem, não dói. Na verdade, vai ser bom para eles.

Sopas são uma excelente maneira de se oferecer uma grande variedade de nutrientes em um mesmo prato. Acrescentar ingredientes como brócolis, abobrinha e couve-flor às sopas e ensopados aumenta seu valor nutricional. Passar os legumes em um processador de alimentos até obter uma consistência de sopa é uma boa forma de "esconder" os legumes das crianças enjoadas e também de dar cor e textura às sopas.

Outra forma de esconder os legumes é incluí-los entre os pratos favoritos da família como o bolo de carne e hambúrgueres. Seus filhos podem reclamar dizendo que não é a mesma coisa que o McDonald's, mas ainda assim provavelmente irão comer. Você pode também colocar mandioca, beterraba ou feijão branco nos cozidos e na lasanha. Por fim, sirva legumes cortados em palitinhos com biscoitos, queijos e frutas. Seus filhos podem não comer apenas legumes e verduras, mas fazer com que uma criança coma um deles é melhor do que nunca vê-la comendo.

Algumas crianças preferem legumes mais macios.

Já ouvi pais dizendo que seus filhos se recusam terminantemente a comer qualquer tipo de legume ou verdura. Uma parte da culpa, porém, recai sobre os pais e suas escolhas alimentares pré-estabelecidas. Afinal, por que uma criança acostumada a litros de sucos adocicados iria querer experimentar couve-flor? Uma criança de dois anos de idade não entende os benefícios nutricionais de uma dieta equilibrada - ela apenas sabe que o que é roxo é gostoso! Outros pais permitem que seus filhos se entupam de salgadinhos não nutritivos antes das refeições, deixando o estômago sem espaço para a comida na hora das refeições. A boa notícia é que muitas dessas "crianças enjoadas" podem ser corrigidas com um pouco de planejamento e preparação.

Todos temos certas comidas de que gostamos ou não por causa da cor e da textura, em vez do sabor ou do cheiro. Isso é especialmente verdadeiro no caso dos bebês que estão aprendendo a andar e crianças pequenas. Fazer essa transição da comida amassadinha para alimentos sólidos mastigáveis pode ser uma tarefa dura para os pais. Pessoas que antes comiam de tudo podem se tornar enjoadas. Parte do problema é que os novos alimentos são diferentes em consistência e textura comparados aos alimentos com os quais já estamos acostumados. Ao fazer essa transição, sirva frutas macias como banana, pêssegos e pêras. Cozinhe os legumes até ficarem macios. Se isso não funcionar, amasse-os e coloque-os na sopa. Você pode perder uma parte dos minerais ao cozinhá-los muito, como no caso de brócolis, mas seus filhos ainda vão ingerir fibras e começarão a aceitar as comidas que antes rejeitavam. Conforme forem crescendo, as crianças aprenderão a apreciar alimentos mais duros, mas até então, tente contentar-se com o fato de que seus filhos estão ingerindo uma dieta saudável e variada.

Crianças mais jovens gostam de comidas uniformes.

Complexos como são a psicologia e o desenvolvimento humanos, certamente seus filhos não são criaturas simples. Eles precisam de amor, atenção, estímulos diretos, comida e descanso. Eles gostam de livros cheios de figuras e dobraduras, seus programas de televisão são coloridos e cheios de músicas, e sua comida precisa ser suave e fácil de ser comida.

Seus filhos rapidamente se tornarão mais sofisticados com suas preferências literárias, musicais e também culinárias, mas não force a barra com eles. As crianças resistem a experimentar novos alimentos que são muito condimentados ou aqueles que não podem identificar. Evite pratos mistos como cozidos e escolha pratos mais homogêneos que são facilmente identificáveis, como o macarrão. Apresente seus filhos ao macarrão e ao queijo, depois acrescente um pouco de molho de tomate. Não tenha medo de testar os limites, apenas não passe deles.

Torne as refeições e os lanches mais coloridos e nutritivos.

As cores dos alimentos não lhes dá valor nutricional, mas as cores naturais de certos alimentos pode nos dar dicas sobre os nutrientes neles contidos. Uma visita a qualquer supermercado ou feira mostra que frutas, verduras e legumes, além de estarem carregados de importantes vitaminas e minerais necessários para seu filho em crescimento, também têm cores diversas.

As crianças gostam de cores contrastantes, por isso incorpore essa idéia às refeições deles. Quando estão desenhando, poucas crianças pegam o lápis marrom, então por que limitar suas refeições ao bife com batatas fritas? Brincar com as cores é uma ótima maneira de estimular crianças pequenas a comer legumes e verduras. A brincadeira é simples. Veja quem consegue comer mais das diferentes cores disponíveis na mesa. Todos ganham quando os filhos comem frutas e verduras variadas, mesmo quando eles experimentam pouca quantidade de cada coisa.

Os benefícios saudáveis de brincar com as cores são vários. Escolher pequenas porções de legumes acrescenta tempo à refeição, permitindo que ocorra a saciedade antes que a criança coma demais. Também proporciona fibras à dieta das crianças, evitando prisões de ventre. A única limitação à brincadeira com as cores é sua imaginação. Acrescente às saladas verdes frutas frescas como uvas, tangerinas ou pêras. Misture várias frutas e legumes em saladas ou crie saladas de frutas usando uma grande variedade de frutas como bananas, kiwis, pêssegos, ameixas, uvas, laranjas e morangos.

Organize um teste de sabores.

Todos nos lembramos do famoso teste de sabor entre a Coca-Cola e a Pepsi, e a maioria de nós concordaria em colocar uma venda para fazer nosso próprio teste de sabor em casa – seria uma coisa divertida! Esta dica é outra que tirei do arsenal da minha mãe. Se ela sabia que eu comeria qualquer coisa que fosse servida em um prato com o desenho dos robôs, ela também sabia que meu irmão comeria qualquer coisa em uma brincadeira com os sabores.

Você pode fazer uma venda com qualquer material opaco que tiver em casa, como um cinto ou um roupão de banho, ou pode ainda fazer uma máscara com papel. Apenas não coloque um saco na cabeça dos seus filhos! Depois disso, prepare dois novos legumes – ou dois legumes preparados de forma diferente – e com um de cada vez, misture-os com outros legumes que você sabe que seus filhos comeriam. Seja bastante formal no teste. Seus filhos são os "juízes oficiais do teste da comida" e devem receber uma bebida entre as garfadas para limpar a boca. Quanto mais sua família estiver envolvida nessa brincadeira, mais bem-sucedidos serão os resultados.

Lembre-se, porém, de que, embora seus filhos se divirtam com a brincadeira do teste do sabor, nem tudo vai ser gostoso para eles. O objetivo, porém, é simplesmente fazer com que eles sigam a regra da primeira garfada realmente comendo uma primeira garfada!

48 Leve seus filhos ao supermercado para uma caça ao tesouro.

As visitas ao mercado não têm que ser experiências dolorosas para vocês. Na verdade, jornadas semanais ou mensais podem ser transformadas em diversão para toda a família. Depois de fazer uma lista de compras saudável, divida entre seus filhos para que façam uma pequena caça ao tesouro.

Se seus filhos forem muito pequenos e ainda não puderem ler, você pode levá-los até às prateleiras do supermercado e deixá-los "ajudarem" a encontrar itens não-quebráveis, como caixas de papelão de macarrão. Uma vez que seus filhos sejam crescidos o bastante para ler, você pode deixá-los encontrar os itens sozinhos. Recompense-os com elogios entusiasmados quando cumprirem uma tarefa, e quando chegarem em casa, inclua a cooperação deles para experimentarem cada um dos itens que ajudaram a localizar.

Antes de tornar a tarefa das compras divertida e interativa com seus filhos, a estratégia da caça ao tesouro tem agregado o duradouro benefício de despertar o interesse de seus filhos nos alimentos e rótulos. É claro que isso também os ajuda a sentirem-se necessários e responsáveis, e dentro dessa estrutura de raciocínio eles podem ficar mais interessados em ajudar a preparar e também a experimentar suas criações.

Capítulo 4

REFEIÇÕES, LANCHES E BEBIDAS

Nos capítulos anteriores, as dicas concentraram-se nos princípios básicos da nutrição e no desenvolvimento de uma estrutura para a criação bem-sucedida de uma pessoa com hábitos saudáveis de alimentação. Este capítulo dará dicas mais específicas sobre o que comer e quando comer, incluindo algumas receitas que estão entre minhas recomendações favoritas. Além de se concentrarem em refeições específicas, algumas das dicas priorizam a alimentação nos feriados, comer fora, limpeza da cozinha e também o planejamento das refeições.

Uma alimentação saudável começa com o café da manhã.

Os corredores de carro sempre começam as corridas com o tanque cheio. Por vários motivos iguais, seus filhos devem começar o dia da mesma forma. Tomar o café da manhã é uma parada antes da corrida que você deve estimular seus filhos a fazerem. Na verdade, o café da manhã é largamente visto como a refeição mais importante do dia porque quebra o jejum da noite e repõe o suprimento de glicose das crianças, além de proporcionar os nutrientes essenciais para manter os níveis energéticos altos até o final do dia.

A glicose, fonte de energia para o organismo, é quebrada e absorvida a partir dos carboidratos que comemos e responde por cerca de 0,1% de nosso volume sanguíneo. Quando chega a manhã, nossos corpos já passaram por até 12 horas sem alimentos, fazendo com que o nível de glicose, o açúcar no sangue, caia. Quando isso acontece, nossos corpos compensam liberando a glicose armazenada nos tecidos musculares e no fígado, chamada de glicogênio. Uma vez que toda a energia do glicogênio armazenado é utilizada, o corpo quebra os ácidos graxos para produzir energia. Mas os ácidos graxos não podem ser convertidos em glicose, então algumas proteínas corpóreas dos músculos têm que ser quebradas e convertidas em glicose para dar ao corpo o combustível necessário.

Alguns dos minerais e vitaminas essenciais, além de outros nutrientes, podem ser obtidos apenas a partir dos alimentos, e não da glicose armazenada. Portanto, embora seu corpo possa normalmente encontrar energia suficiente para esperar a próxima refeição, não é uma boa idéia deixar seu corpo – principalmente um corpo em estágio de crescimento – roubar recursos de si mesmo para encontrar a energia para o dia. Cerca de uma entre oito crianças nos Estados Unidos pula o café da manhã. "Passar sem" torna-se cada vez mais comum com o avançar da idade: aproximadamente 15% dos adolescentes e um terço dos adultos não tomam o café da manhã. Assim como o corredor que começa a corrida com meio tanque de combustível tem que parar para abastecer (permitindo assim que outros carros o ultrapassem), as crianças e adultos que passam sem o café da manhã demonstram níveis diminuídos de energia e menor capacidade de concentração na escola e no trabalho, com resultante perda de desempenho.

Um estudo revela que crianças em idade escolar que não tomam o café da manhã têm níveis muito menores de ferro, zinco, fibras, cálcio e vitamina B2 do que as crianças que tomam. Parece que o reabastecimento com o almoço, jantar e lanches não é suficiente para equilibrar a dívida nutricional e oferecer níveis completos de energia ou desempenho. Outros estudos sugerem um elo com a obesidade em crianças que regularmente pulam o café da manhã. Comparadas às outras crianças, aquelas que pulam o café da manhã tendem a consumir menos calorias em geral e mesmo assim têm taxas de obesidade e sobrepeso ligeiramente acima das primeiras! As pessoas que pulam o café da manhã normalmente estarão famintas na hora do almoço e tendem a comer mais dos tipos errados de alimentos a fim de compensar a falta da primeira refeição do dia.

Considerando-se isso tudo, faça o necessário em sua rotina matinal para garantir que seus filhos obtenham alimentos nutritivos e tenham tempo de comê-los. Enquanto você estiver nessa tarefa, mude sua própria rotina e faça do café da manhã parte de sua maratona matinal.

Estimule seus filhos a comer coisas saudáveis na escola.

Quer dizer que você sempre tenta cozinhar coisas saudáveis, limita o tempo de tevê dos seus filhos a uma ou duas horas durante a semana, mas eles ainda estão acima do peso? Como isso pode acontecer? Talvez eles simplesmente sejam geneticamente programados para serem gordinhos, certo? Errado. A resposta sempre está no histórico detalhado dos hábitos alimentares. Antes de mais nada, o que seus filhos comem de manhã, antes de ir para a escola? Bem, nada – eles estão muito apressados para tomar o café da manhã. Tudo bem. O que eles comem no almoço? Não sei. Eu dou dinheiro a eles para que comprem o almoço na escola.

O que acontece por lá? Parte da resposta está bem à sua frente. Depois de pular o café da manhã, seus filhos estarão famintos na hora do almoço e o dinheiro que você deu a eles de manhã pode ir tanto para uma refeição equilibrada, com um copo de leite quanto para um hambúrguer com batatas fritas, um pedaço de chocolate e refrigerante, na cantina da escola.

Você não pode estar com seus filhos o tempo todo, mas pode garantir que eles tomem o café da manhã antes de irem para a escola, e pode estimulá-los a comer de forma saudável na escola ao dar o bom exemplo nas refeições que fizerem juntos. Além disso, você pode fazer lanches saudáveis para seus filhos mais novos e criar neles o hábito de comerem de forma nutricionalmente adequada e equilibrada na escola.

Faça embrulhos divertidos para o lanche dos seus filhos.

Não importa se você está sempre correndo de um lado para o outro ou arrumando os filhos para a escola – embrulhe um lanche saudável para eles levarem. Esses lanchinhos competirão com o *fast food* ou o que quer mais que saia da lancheira dos coleguinhas. Quando seus filhos estão na escola e fora do seu raio de visão, pode ter certeza de que estarão tentados pelos salgadinhos que os amigos compraram nos supermercados. Muitos desses lanchinhos, apesar das embalagens atraentes, não são tão saudáveis quanto deveriam ser. É a pura verdade: não há substitutos para uma refeição saudável e equilibrada que os próprios pais embrulharam para as crianças.

Dito isto, há coisas que você pode fazer para tornar o lanche dos seus filhos, feito em casa, mais interessante e, talvez, até mesmo invejado pelos coleguinhas curiosos. Quando pequeno, eu era a criança mais enjoada do mundo e jamais me aproximava de uma caixa de cereais cujo conteúdo não fosse totalmente coberto de açúcar. Mas minha mãe descobriu que eu comeria menos cereais açucarados se eles não trouxessem brinquedinhos nas embalagens. Logo ela estava toda equipada para seu truque, colocando figurinhas e outros pequenos brindes nas caixas dos cereais saudáveis.

Você pode comprar figurinhas e brindes de aniversário e tentar o mesmo truque com a lancheira dos seus filhos. Coloque um brinquedinho junto aos palitinhos de cenoura e seus filhos ficarão esperando a hora de comer os palitinhos! Talvez o aspecto mais importante nesta dica seja comunicar-se com a professora dos seus filhos. Descubra o que seus filhos andam comendo no almoço. Se estão comendo as cenouras, ou apenas brincando com os brindes que você colocou na lancheira deles. A cooperação entre professores e pais permitirá que você melhore a nutrição dos seus filhos e receba todas as informações sobre eles.

Tudo o que seus filhos precisam beber durante o primeiro ano de vida é o leite materno ou fórmula.

Houve um tempo – e na verdade ainda há muitas famílias que adotam a prática – em que os bebês recebiam sucos, água (ou água com açúcar) ou chá além do leite materno ou fórmula. Embora em doses moderadas (de 120 a 240 ml por dia, no máximo) a maioria desses líquidos causará algum estrago (o chá pode causar convulsões mesmo em pequenas quantidades), a verdade nutricional é que o único líquido de que seu bebê precisa durante o primeiro ano de vida é o leite materno ou fórmula. Materno ou em pó, o leite é basicamente água – o que seu bebê precisa muito – mas também contêm os preciosos eletrólitos de que crianças em crescimento tanto precisam.

Um dos problemas com a administração de bebidas alternativas é que, para se desenvolver normalmente, seu bebê precisa de nutrientes que estão ausentes nos líquidos que não sejam o leite materno e fórmula, como os aminoácidos das proteínas, ácidos graxos das gorduras e as calorias dos carboidratos. E, é claro, a questão a longo prazo é que acostumar seus filhos com sucos em uma idade muito precoce vai transformá-los em adoradores de suco quando começarem a comer. Isso pode resultar em uma pobre condição dentária e obesidade, além de outros problemas relacionados.

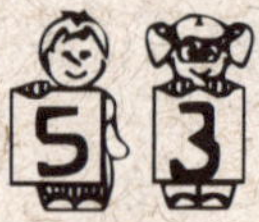

Corte a mamadeira o mais rápido possível, mas não muito cedo.

Uma questão pediátrica muito comum é o desligamento da mamadeira. Você pode estar pensando: o que tem de mais isso? Por que meus filhos não podem tomar líquidos na mamadeira até os doze anos? Além do embaraço social e das piadas que vão fazer caso seus filhos apareçam na escola com uma mamadeira, há algumas outras razões para que você livre-os da mamadeira o mais rápido possível.

Algumas crianças que não são alimentadas no peito da mãe desenvolvem uma grande dependência da mamadeira, o que pode causar cáries e levar a uma má formação dentária. Esse é um risco principalmente para os bebês que são colocados na cama com a mamadeira. Quanto mais você fizer isso com o seu bebê, mais difícil será quando você tirar o tapete debaixo dos pezinhos dele. A melhor coisa a se fazer é jamais criar neles o hábito de ir para a cama com a mamadeira. As crianças em idade de começar a andar que passam o dia todo sugando as mamadeiras também podem desenvolver problemas na dentição, como a má formação dentária. Um último problema é que as crianças com mais de um ano de idade estarão tomando provavelmente leite de vaca. Muito leite de vaca pode tomar o lugar de outros alimentos ricos em nutrientes e levar à anemia.

Uma alternativa saudável para evitar que seus filhos fiquem com a mamadeira durante o dia todo, é oferecê-la apenas quando estiverem à mesa, e depois apenas por uns vinte ou trinta minutos. Seus filhos rapidamente irão entender que aquela será a hora de tomarem o leite ou fórmula e realmente irão beber somente o que precisam.

Você saberá que é hora de separar seus filhos da mamadeira quando eles puderem beber em um copo de plástico. Seus filhos gradualmente irão dar sinais de que estão prontos para usar um copo. Eles devem ter a coordenação para sentar sem ajuda e tolerar bem os alimentos amassadinhos. Comece oferecendo ajuda nos golinhos durante os primeiros seis meses. No início, eles ainda estarão tomando a maior parte do leite na mamadeira ou no peito, mas depois de uns oito a dez meses serão capazes de beber em um copo sozinhos. Em algum momento entre os dez e dezoito meses, seus filhos já terão aprendido essas tarefas e estarão prontos para largarem a mamadeira.

Quando chegar o dia de abandonar a mamadeira, não haverá mais volta. Jogue fora todas. Talvez eles não passem mais do que uma semana chorando. Quanto mais você esperar, mais longo será o choro. As mães que apenas amamentaram sem extrair o leite, jamais devem apresentar a mamadeira a seus filhos. Passem direto do peito para um copo de plástico.

Mude o hábito dos lanchinhos da família.

Atualmente, a maioria dos adultos e crianças fazem ao menos um lanche ao dia. Vários dos itens ingeridos nessas ocasiões são ricos em sal, gordura, açúcar e calorias. Se seus filhos escolhem salgadinhos não-saudáveis regularmente, o efeito na saúde deles será negativo. Essa é a notícia ruim, mas a boa é que os lanchinhos podem ser bons para seus filhos se você ensiná-los a fazer escolhas saudáveis.

Quase sempre as crianças não conseguem comer o suficiente nas três refeições do dia para saciar sua fome e conseguir todos os nutrientes de que precisam. Os lanchinhos podem suplementar as calorias que eles retiram das refeições e oferecer os outros nutrientes de que precisam para crescerem e desenvolverem-se normalmente. A melhor maneira de garantir que seus filhos farão lanchinhos saudáveis é planejá-los como parte do cardápio do dia. Deixe que seus filhos escolham entre os lanchinhos que compraram no supermercado, como frutas, legumes e biscoitos e queijos com baixo teor de gordura. Evite itens com altos teores calóricos, muito gordurosos ou salgados demais, como doces, salgadinhos fritos ou refrigerantes. Ofereça os lanches regularmente e brigue para limitá-los àqueles horários apenas. Se você oferecer um lanchinho no meio da manhã, seguido de um outro no meio da tarde – os horários que recomendo – você será mais capaz de controlar o que seus filhos estão comendo e terá certeza de que eles não vão pensar nos lanchinhos como uma comida que está à disposição deles durante todo o dia.

Prepare lanches pré-divididos para seus filhos em idade escolar.

Como a maioria dos pais trabalha cada vez mais todos os dias, manter os armários e a geladeira cheios de alimentos saudáveis pode se tornar uma tarefa difícil – mas não impossível. Tudo o que você precisa é de um pouco de planejamento, e é bastante importante que arrume um pouco de tempo para isso. Afinal, não podemos esperar que nossos filhos tomem decisões alimentares saudáveis se não oferecemos a eles opções de alimentos saudáveis!

Quando as crianças chegam da escola, inevitavelmente irão procurar algo para comer. Prepare-se para esse momento e embale os lanchinhos do armário da mesma forma que faz com os lanches dos seus filhos menores. Crianças gostam de ter seus próprios lanches já determinados, e você pode ter certeza de que elas estarão comendo algo saudável porque foi você quem embalou os alimentos. Em vez de apenas um tipo de alimento, embale itens sortidos. Todas as porções devem ser pequenas. Alguns biscoitos de sal, salgadinhos assados, palitinhos de erva-doce ou cenoura, e assim por diante. O mais importante com as crianças é que você ofereça variedade. Assim como no caso das lancheiras, colocar algumas figurinhas ou pequenos brindes traz um estímulo positivo para seus filhos. (Lembre-se, as crianças escolhem os cereais por causa do brinde na caixa!)

Estes lanchinhos pré-embalados também são ótimos para quando você sair com a família. Levar um lanchinho saudável junto com você evita que tenha que comprar *fast food* para os seus filhos para acalmá-los, já que podem ficar irritados por fome.

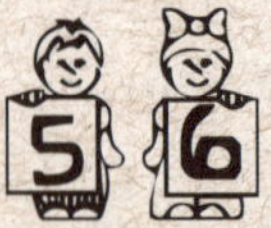

Dê a seus filhos opções ao planejar as refeições e lanches.

Você já reparou que os lápis de cor para as crianças menores vêm em estojos com meia dúzia de cores enquanto os estojos para as crianças maiores têm quase uma centena? As crianças precisam desenvolver uma estrutura para chegar ao sucesso, seja desenhando ou comendo. As crianças menores aceitam as seis cores enquanto ainda estão aprendendo a colorir as figuras por dentro, mas, depois que dominam essa tarefa, vão ficar ansiosas por variedade.

É claro que crianças de todas as idades precisam de variedade e de uma dieta equilibrada, mas as menores aceitarão que os pais tomem as decisões sobre as cores contidas no estojo de lápis ou sobre que comida irá parar em seus pratinhos. Conforme forem crescendo, porém, comece a envolver seus filhos nas tomadas de decisão. Isso não significa dar aos filhos uma nota de cinqüenta reais, aos oitos anos de idade, para que comprem sua comida. Se você fizer isso, não deve se surpreender quando trouxerem para casa um bolo de chocolate! O que realmente quero dizer é que você deve dar a eles opções – opções saudáveis – e deixá-los escolher. Você quer ervilhas, vagens ou brócolis hoje à noite? Quer arroz ou batata? Prefere morangos ou melancia de sobremesa? Dar opções a seus filhos estimula-os a comerem o que você está preparando e faz com que sintam que você se preocupa com suas preferências e desejos.

Estimule seus filhos a comerem saladas durante as refeições.

Os benefícios de se comer salada durante as refeições são vários. Em primeiro lugar, o óbvio: as saladas são fontes ricas em vitaminas, minerais e fibras. Também contêm antioxidantes que contêm propriedades anticancerígenas além de outros benefícios à saúde. Uma salada pode oferecer fibras, o que ajuda a evitar a prisão de ventre. A salada verde ou a salada de frutas também é um excelente meio de se alcançar a porção mínima recomendada de frutas, verduras e legumes ao dia.

Outra vantagem é que comer uma salada com a refeição aumenta o tempo à mesa. Mais tempo significa que todos terão a chance de se sentirem saciados antes de comerem além da conta.

Se você estiver com pressa, pode aproveitar as saladas pré-preparadas disponíveis hoje em dia. Basta abrir e comer.

Lembre-se: as saladas por si só são pobres em calorias, mas se você mergulhar a salada em molhos gordurosos ou doces, estará anulando todos os seus benefícios. Veja a próxima dica para idéias de molhos mais saudáveis para suas saladas.

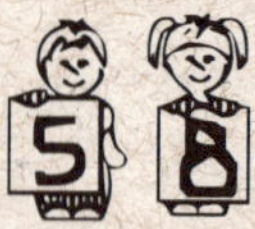

Mantenha suas saladas saudáveis.

Comer legumes, verduras e saladas é uma coisa saudável. E parece que todos compreendem a mensagem em alto e bom som: comer saladas está sempre na moda. Mais de dois terços das famílias dos Estados Unidos dizem consumir saladas ao menos uma vez ao dia, segundo o Departamento de Agricultura dos Estados Unidos. Infelizmente, o mesmo relatório indica que as crianças que comem saladas ganham tanto ou mais gordura com os molhos da salada quanto ganhariam ingerindo qualquer outra fonte gordurosa. Depois de acrescentar o molho, os *croutons*, o queijo, o bacon, os ovos e tudo o mais que seja gostoso e nem tão bons para nós, a salada pode acabar sendo mais gordurosa e rica em calorias do que um almoço com batatas fritas e biscoitos de chocolate!

Então o que fazer para manter o sabor e ainda assim estimular seus filhos a comerem saladas? O molho habitual pode ser muito rico em calorias e gordura, e quase sempre as saladas vêm mergulhadas neles, então, quando estiver comendo fora de casa, peça que os molhos venham separados das saladas e use apenas um de cada vez, regados com uma colher de sopa.

A opção de molhos também é importante. Tente escolher molhos não-gordurosos e sem muitas calorias. Acredite ou não, seus filhos realmente podem gostar de alguns deles. Misture vinagre balsâmico com mostarda para fazer um molho caseiro de baixo teor calórico. Você também pode fazer molhos com poucas calorias e sem gordura misturando iogurte desnatado e sem açúcar com suco de limão, azeite de oliva e um pouco de sal.

Evite acrescentar itens gordurosos.

Alguns alimentos que comemos todos os dias nos levarão inevitavelmente a usar um cinto mais largo, à obesidade e a doenças relacionadas que afligem os obesos. Uma dieta diária feita de hambúrgueres, batatas fritas, refrigerantes e sorvete na sobremesa claramente não é nada saudável. Isso não significa que esses alimentos não possam ser consumidos ocasionalmente. As recomendações atuais da pirâmide alimentar referem-se à base do quadro como a alimentação de "todos os dias" enquanto os alimentos no topo da pirâmide são os itens para "de vez em quando". Hambúrgueres com batatas fritas, refrigerantes e sorvetes claramente estão na categoria dos "de vez em quando".

Mas o que é o "de vez em quando"? Essas refeições ocasionais podem ser feitas semanalmente, duas vezes por semana, ou duas vezes ao mês? Depende, mas não use a idéia do "de vez em quando" para dar aos seus filhos uma carta branca para a gulodice. Se os seus filhos quiserem comer mais de um ou dois hambúrgueres por semana, torne-os o mais saudável possível. Você pode conseguir isso ao evitar os acréscimos gordurosos. Evite juntar queijo, maionese e bacon encharcado na gordura aos hambúrgueres. Por outro lado, se seus filhos comerem *fast-food* apenas uma ou duas vezes ao mês, talvez não seja ruim incrementar o sanduíche com alguns acompanhamentos. Use o bom senso. E lembre-se de que a sua decisão sobre a dieta dos seus filhos, hoje, afetará a saúde deles no futuro.

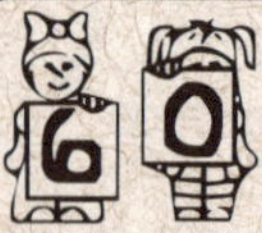

Legumes e verduras serão sempre legumes e verduras, congelados ou não.

A maioria de nós não tem tempo para comprar, lavar e cozinhar frutas, verduras e legumes frescos todos os dias. Mesmo assim, isso não é motivo para não servirmos frutas, legumes e verduras aos nossos filhos. Embora minha esposa diga que pode sentir a diferença entre os legumes frescos e os congelados, os nutricionistas dirão que eles são quase idênticos em seu conteúdo nutricional. Na verdade, se você morar em lugares para onde os produtos frescos têm que viajar longas distâncias até chegarem, ficando guardados por muito tempo antes de serem consumidos, os congelados e enlatados provavelmente terão um conteúdo nutricional maior porque os produtos frescos podem perder nutrientes com o tempo e a exposição ao calor.

Isso é verdadeiro se você estiver comparando uma salada de frutas frescas com um coquetel de frutas enlatado com o próprio caldo da fruta. Mas esteja sempre alerta com as frutas enlatadas com xaropes muito doces ou com as versões enlatadas dos legumes. Junto com eles, você pode estar comendo gorduras e calorias indesejadas. Atenção também aos produtos enlatados adicionados de sódio. Esses produtos irão acrescentar gordura, calorias e sal à sua dieta.

Corte as gorduras e o sal temperando seus pratos com ervas e condimentos.

O óleo e o sal são responsáveis por muito do sabor de que tanto gostamos em nossos pratos. Infelizmente, quando comidos em excesso, já que estão sempre disponíveis em nossa sociedade, eles também contribuem para aumentar o índice de doenças cardíacas e de hipertensão. Dito isso, você não precisa eliminar totalmente o óleo e o sal em sua cozinha para comer de forma saudável. Apenas corte o sal e o óleo que você acrescenta aos alimentos enquanto cozinha e observe se seus filhos ainda vão apreciar a comida. Há uma grande chance de que eles sequer notem a mudança feita em nome de uma comida mais saudável.

Se você e seus filhos sentirem falta do óleo e do sal que costumavam acrescentar à comida, incremente o sabor dos pratos da família acrescentando condimentos e ervas como pimenta, orégano, tomilho, manjericão ou alecrim. Frescos ou secos, não importa. Mas se você tiver espaço no quintal para plantar suas ervas e temperos, poderá envolver as crianças na colheita. Isso dará aos seus filhos uma tarefa para desempenhar enquanto você cozinha e os envolverá na preparação das refeições, o que é bom para toda a família.

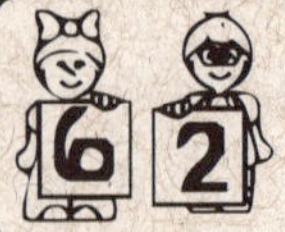

Comer fora pode ser divertido e saudável.

Algumas famílias comem fora com mais freqüência do que comem em casa. Embora possa parecer uma idéia um tanto cara, comer fora ou trazer comida pronta para sua casa não precisa ser um hábito não-saudável. Como regra, continue seguindo os conceitos de uma alimentação rica que você já aplica à comida feita na sua própria cozinha. Mais especificamente, entenda que as porções maiores servidas na maioria dos restaurantes são uma estratégia de mercado e normalmente contêm muito mais comida do que aquilo que você e seus filhos precisam comer. Por isso não estimule seus filhos a comerem tudo o que estiver no prato quando estiverem comendo fora. Em vez disso, estimule-os a comer apenas a quantidade que comeriam em casa. Não há nada errado em levar as sobras para casa e comê-las no dia seguinte.

Outro motivo de a comida dos restaurantes parecer tão gostosa é que eles não hesitam em adicionar óleo para dar sabor. (Essa é outra estratégia de mercado para fazê-los voltar.) Esteja alerta para comidas gordurosas ou com muito molho. Em vez de alimentos fritos, peça alimentos cozidos na água ou no vapor, grelhados ou assados.

Outra forma de comer saudavelmente quando estiver fora de casa é começar sua refeição – e a de seus filhos – pela salada. Saladas acrescentam fibras à dieta e ajudam a evitar que comam além do que precisam. Não se preocupe se eles não conseguirem comer tudo que está no prato. Se estiverem satisfeitos, fique contente. Apenas tome cuidado para não tornar suas saladas gordurosas com molhos, queijo, bacon e *croutons* oleosos. E uma última dica que ajudará muito a manter sua refeição saudável quando estiver comendo fora: em vez de pedir sobremesas individuais, peça apenas uma para cada duas pessoas da família.

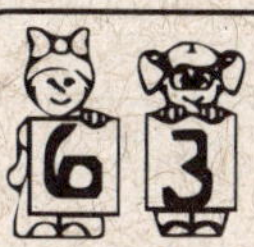

Ensine a seus filhos os princípios da segurança e higiene ao manusear os alimentos.

Mesmo os alimentos saudáveis podem não ser bons se não forem manuseados e preparados corretamente. A maioria de nós sabe que os ovos e o frango podem transmitir salmonela e que a carne de vaca pode transmitir o *E. coli*, mas as pessoas se esquecem de que é possível contrair as mesmas infecções bacterianas a partir de produtos frescos. Essas bactérias chegam até nossos legumes, verduras e frutas de várias maneiras. Algumas vezes, o esterco utilizado como fertilizante está contaminado com bactérias que podem aderir à superfície do produto. Outras vezes, as bactérias chegam até nossa comida por meio das mãos dos produtores. Além de livrar sua comida das bactérias, você deve lavar as frutas, verduras e legumes frescos para livrar-se também dos pesticidas que podem estar neles.

Aqui vão algumas dicas para o manuseio e preparo adequado dos alimentos:

• As bactérias de um bife estarão mortas se a superfície da carne estiver dourada, mas a carne moída deve ser bem cozida para ficar livre de bactérias.

• Não use para sua refeição os mesmos utensílios e pratos utilizados para preparar e guardar os alimentos.

• As esponjas de cozinha devem ser jogadas no lixo depois de algumas semanas e os panos de cozinha devem ser lavados regularmente.

• Use tábuas de vidro ou plástico para cortar os alimentos em vez das de madeira a fim de diminuir a transmissão de bactérias para seus alimentos.

- Por fim, lave bem as mãos antes, durante e depois de preparar os alimentos. Isso não apenas protege sua saúde, mas também inspira hábitos higiênicos a seus filhos.

Ensine seus filhos a cozinhar.

É importante incluir as crianças na preparação das refeições quando ainda são pequenas. É uma excelente maneira de apresentá-las a uma grande variedade de sabores e texturas de alimentos, além de ensinar técnicas básicas de segurança na cozinha e lições de alimentação saudável. Outra vantagem: seus filhos provavelmente experimentarão mais o que ajudaram a preparar do que aquilo que já vêem pronto.

As crianças menores, com idades entre três e seis anos, devem ser capazes de misturar ingredientes e mexê-los em uma tigela, e podem também lavar produtos frescos. Crianças com idades entre sete e nove anos devem ser capazes de usar as medidas (xícaras de chá, colheres de café, de sopa...), utilizar abridores elétricos, processadores e o forno de microondas. Uma criança com dez anos de idade ou mais, deve ser capaz de aprender a utilizar o fogão e facas sob supervisão de um adulto e também de preparar receitas simples com supervisão mínima dos adultos.

Uma outra vantagem: você passará mais tempo com seus filhos no começo e no final do dia. Existe coisa melhor do que conversar com eles e ter uma tarefa comum que una toda a família?

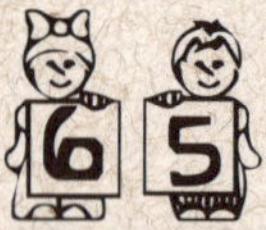

Faça das refeições um momento de aprendizado.

As crianças são naturalmente curiosas. Você pode brincar com a necessidade que elas têm de conhecer o mundo à sua volta estimulando a família a desenvolver o hábito de permanecer à mesa depois do jantar, mas antes da sobremesa. Use o momento para comunicar-se com seus filhos e para responder suas perguntas. Certifique-se de fazê-los entender que nenhuma pergunta é idiota. Faça suas próprias perguntas para iniciar a conversa.

Outro modo de tornar as refeições e lanches um momento de aprendizado é comprar toalhas de mesa individuais, jogos americanos, onde se pode escrever. Conforme seus filhos forem crescendo, compre toalhas com motivos educativos. Se não encontrar, você pode improvisar, impermeabilizando um mapa-múndi qualquer, comprado na papelaria, por exemplo.

Se os seus filhos estiverem brincando com as toalhas e aprendendo durante esse processo, fique contente. O que importa estarem brincando à mesa? Quanto mais tempo levarem para comer, menos provavelmente comerão além da conta, e você pode ter um momento de orgulho no futuro quando seus filhos souberem onde fica a Bolívia no mapa!

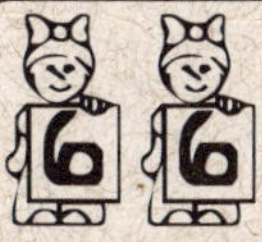

A variedade é tempero da vida.

Muitas pessoas conscientes de seu peso comem os mesmos alimentos sempre, dia após dia, semana após semana. Seu cardápio típico é baseado em pães *light*, massas com molho vermelho, frango, iogurte e pipoca de microondas sem gordura. Será que ingerir poucas calorias e alimentos com pouca gordura o tempo todo garante uma alimentação saudável? Provavelmente não.

Comer alimentos variados ajuda seus filhos a consumirem uma maior variedade de nutrientes. Por exemplo, se a única fruta que você serve a eles é maçã, eles não terão o folato encontrado nas laranjas. Se eles retirarem todas as proteínas apenas do frango, vão ficar sem o ferro e o zinco que é muito mais abundante na carne vermelha. Certificar-se de que seus filhos estejam tendo uma dieta variada também pode reduzir as chances de que eles estejam ingerindo quantidades excessivas de resíduos tóxicos que podem estar mais presentes em determinados alimentos, como morangos e uvas por exemplo. Não se contente com o fato de seus filhos comerem muitas barrinhas de cereais: eles podem estar ingerindo muito de alguns nutrientes e pouco de outros.

Estudos indicam que pessoas que comem grande variedade de grupos alimentares tendem a ser mais saudáveis e a ter riscos reduzidos de doenças, incluindo doenças cardíacas e diabetes. Em cada uma das refeições você deve planejar que seus filhos comam itens de pelo menos três dos cinco grupos alimentares e desafie-os com a regra "mais de cinco", que é comer cinco ou mais porções de frutas, verduras e legumes todos os dias. Além de expandir o repertório alimentar, acrescentar variedade à dieta dos seus filhos reduz a necessidade de suplementos.

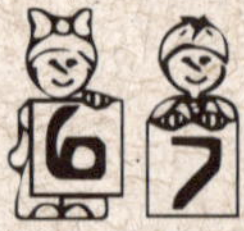

Quando planejar um cardápio saudável, leve seus filhos ao supermercado com você.

William Hazlitt disse: “Há um orgulho guardado em cada um de nós que se volta contra a tirania. Você pode comandar e dirigir um indivíduo, mas isso não significa que ele respeita você”. A maioria de nós provavelmente preferiria trabalhar em um ambiente aberto a idéias do que em um ambiente tirânico. O mesmo vale em casa com seus filhos. Eles podem ser pequenos, mas ainda assim irão preferir escolher o que comer em vez de terem a comida enfiada goela abaixo.

Os pais devem estar no comando, mas em vez de tratar seus filhos como camponeses do seu feudo, reconheça que eles são cidadãos e têm seus direitos. Um dia eles precisarão viver sozinhos e tomar decisões saudáveis sobre suas dietas, e não estarão preparados para isso se você não começar a ensiná-los a tomar suas próprias decisões.

Uma boa maneira de ensiná-los sobre as opções de alimentos é sentar-se com eles e planejar o cardápio da semana, das duas próximas semanas ou do mês, com antecedência. Brinque com seus filhos ao criar a lista de compras para os pratos que planejaram. Leve seus filhos ao supermercado com você e deixe-os procurarem os itens e também riscá-los da lista de compras. Lembre-se, hoje e também quando estiverem maiores, seus filhos provavelmente comerão alimentos saudáveis apenas se você envolvê-los nas tomadas de decisão ao apresentá-los às opções saudáveis e deixá-los fazer suas escolhas a partir delas.

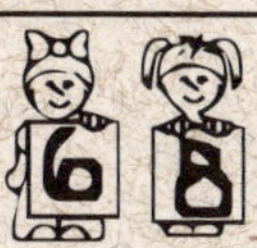

Evite estresse caso seus filhos pulem uma ou outra refeição.

É verdade que para os adultos, pular refeições com regularidade é um modo ruim de manter um peso saudável. Certamente essa é uma má estratégia para se perder peso. O que acontece com a maioria das pessoas é que elas sentem tanta fome na refeição seguinte que acabam compensando o que não comeram antes. Ou, incapazes de chegar até a próxima refeição, essas pessoas beliscam alguma coisa calórica e gordurosa como biscoitos e salgadinhos fritos. De um jeito ou de outro, no esforço para comer menos, a pessoa acaba comendo muito mais, ou muito dos tipos errados de alimentos.

Mas quando as crianças pulam refeições, a história é outra. Na verdade você não tem que se preocupar muito se seus filhos em idade escolar pularem uma refeição. Em vez disso, lembre-se de que esta não é uma idade de crescimento rápido e que suas necessidades de energia serão relativamente pequenas até que entrem na puberdade. Crianças menores podem se satisfazer com o lanche da tarde ou estarem cheias depois de apenas algumas garfadas durante as refeições. Ao que parece, elas preferem ficar fora de casa brincando em vez de comer. Os pais devem falar com o pediatra se houver alguma preocupação, mas contanto que seus filhos estejam crescendo de acordo com a média da idade, não há nada com o que se preocupar. Estimule seus filhos a correr fora de casa. Um alto nível de atividade aumenta o metabolismo das crianças e mantém sua massa corpórea magra. Se você realmente quiser que seus filhos estejam com fome na hora das refeições, corte os lanchinhos entre uma refeição e outra.

A conclusão é: uma ou outra refeição pulada não vai prejudicar o metabolismo dos seus filhos e pode ser apenas o reflexo de suas necessidades energéticas.

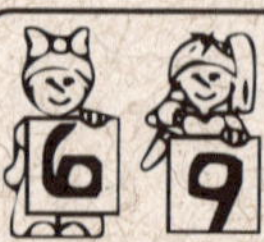

Ofereça frutas como sobremesa.

Você não tem que pular a sobremesa em todas as refeições. Mas também não tem que sempre fazer sobremesas ricas em gordura e açúcar refinado. Lembre-se de que uma alimentação saudável é baseada na moderação. Aquele pedaço de bolo ou um sorvete de vez em quando não farão mal, mas isso não deve se repetir em todas as refeições! As frutas são parte importante da dieta equilibrada dos seus filhos porque oferecem fibras e vitaminas e minerais essenciais. Servir frutas como sobremesa é uma ótima maneira de garantir que seus filhos tenham sua porção diária de frutas.

Aqui vão algumas idéias para tornar as frutas o mais deliciosas e palatáveis possível:

• Corte as frutas em pedaços e sirva em uma tigela sem xaropes doces. Descasque uma laranja ou corte uma maçã ao meio. As crianças tendem a comer frutas se forem cortadas ou descascadas para elas.

• Você também pode ter mais criatividade e dar aos seus filhos alguma coisa que queiram muito. Misture essência de baunilha, iogurte sem açúcar e algumas de suas frutas favoritas. Adoce com suco de laranja ou um pouco de adoçante artificial. Mexa e sirva.

Substitua o sorvete pelo picolé de fruta.

Quando chega o calor, as crianças de todo lugar, incluindo os adultos que ainda são crianças por dentro, vão para a geladeira em busca de sorvete. Embora a sobremesa gelada possa ser refrescante, o sorvete tem menos gelo do que creme, o que significa que está cheio de calorias e gordura.

Um picolé de fruta é um ótimo modo de satisfazer o desejo por uma sobremesa gelada que não é tão calórica. Ele não contém o creme e o leite encontrados nos sorvetes de massa. Portanto, na próxima vez em que sua família quiser correr para as sobremesas geladas e vocês tiverem tomado sorvete na noite anterior, por que não experimentar a alternativa do picolé, pobre em gordura e calorias?

71 Evite a armadilha das festas de aniversário.

Na véspera do Natal, seus filhos provavelmente estarão mais empolgados com a espera pelo Papai Noel do que com os doces da ceia, mas as festas de aniversário durante o ano já terão sido preenchidas com doces, salgadinhos, bolos e sanduíches. Não prive seus filhos por causa do que você vai ler aqui, mas ensine-os a aproveitar as festinhas sem abusar das chances de comer mais, que são tão freqüentes nessas ocasiões. Seus filhos são expostos a coisas gostosas em aniversários. Sempre há uma porção de doces na mesa, um bolo delicioso e, os salgadinhos servidos são cheios de calorias e colesterol.

A boa notícia é que a maioria das pessoas não ganha tanto peso quanto imagina em festas. A má notícia é que o peso que elas realmente ganham provavelmente não é eliminado durante o ano. Você e seus filhos podem aproveitar as gostosuras das festinhas, mas ensine-os a limitarem-se a pequenas porções em vez de comer um prato inteiro de pasteizinhos ou docinhos. Além de estimulá-los a praticar a moderação, certifique-se de manter seus níveis de atividade altos. Isso pode significar participar das brincadeiras, que são comuns em festas de aniversário.

72 Não deixe em casa as regras da alimentação saudável quando sair de férias.

É hora de umas boas e merecidas férias, hora de ficar com a família e sair para viajar. Bom para você, mas, enquanto estiver se divertindo, não dê férias a seus hábitos saudáveis de alimentação. Só porque está dormindo em um outro lugar, não significa que as calorias consumidas a mais não vão se acumular na forma de gordura, assim como acontece na sua casa. Pode ser difícil comer de forma saudável quando não é você quem está preparando sua própria comida e vai acabar comendo fora com mais freqüência, mas com um pouco de planejamento junto com sua família, vocês podem manter a rotina alimentar.

Em primeiro lugar, quando sua família estiver na estrada, não precisa comer em restaurantes de *fast food*. Mas, se você não tiver tempo e uma lanchonete à beira da estrada for a única opção, não exagere nas refeições individuais e certifique-se de manter as porções pequenas. Na verdade, você não precisa separar as refeições de cada membro da família. Um sanduíche com fritas dividido entre duas ou três pessoas dá a todos as calorias e nutrientes de que precisam. Além disso, hoje em dia quase toda lanchonete de *fast food* oferece saladas, é só pedir a sua! E uma última dica sobre esses restaurantes: uma maneira óbvia de evitar a tentação de entrar neles é não dirigir por longos períodos para não ficar com fome antes de parar para comer.

A maioria das famílias leva lanches quando saem para viajar. Em vez de levar doces e salgadinhos, leve uma variedade de alimentos nutritivos, como palitinhos de legumes e frutas. Para as crianças menores, você pode preparar sanduíches de queijo branco. E em vez de levar uma geladeira cheia de refrigerantes, leve bastante água. Beber água não vai apenas poupar seus filhos das calorias vazias dos refrigerantes, como também evitará os efeitos diuréticos das bebidas com cafeína e exigirá menos paradas para ir ao banheiro.

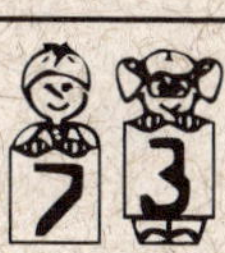

Ao assar ou cozinhar, use ingredientes saudáveis e prepare pratos saborosos.

Vários alimentos assados e deliciosos que engordam podem ser mais saudáveis se você substituir alguns ingredientes em suas receitas. Com algumas tentativas, você pode chegar a um bom repertório de sobremesas saborosas e nutritivas sem que sua família perceba a diferença. O segredo é substituir os ingredientes calóricos por alternativas menos gordurosas. Aqui vão algumas dicas:

- Use vinagre e suco de limão como base dos seus molhos para saladas e carnes.

- Em vez de adoçar com açúcar, use aspartame ou outro adoçante não calórico.

- Em molhos, ensopados ou sobremesas que peçam creme de leite, prefira o *light*.

- Ao assar pães, bolos ou biscoitos, substitua a farinha branca pela integral.

- Por fim, para aquelas pessoas que, como eu, não podem passar um dia sequer sem chocolate, você pode substituir o achocolatado por chocolate em pó não adoçado em suas receitas ou no leite.

Troque o leite integral ou semidesnatado pelo desnatado conforme seus filhos forem crescendo.

O leite é uma importante fonte de vitaminas e minerais, mas não faça dele uma fonte rica em gorduras! O leite integral tem aproximadamente o equivalente a 4% de gordura e é adequado para as crianças que estão começando a andar e pessoas que tenham problemas em conseguir toda a gordura e calorias de que precisam. Mas com 9 gramas de gordura e 160 calorias por xícara, esta não é a melhor opção para crianças em idade escolar e adolescentes, especialmente aquelas que já estão ingerindo mais gordura e calorias do que precisam.

Com metade da gordura do leite integral, o leite semidesnatado tem dois terços das calorias. Essa redução de calorias pode ser adequada para crianças que começam a andar. Consulte seu pediatra sobre o quadro de crescimento de seus filhos e saiba se a mudança do leite não causará problemas.

Já o leite desnatado não tem gordura, além de metade das calorias do leite integral! É a melhor opção para a maioria dos adultos e crianças maiores.

Limite o consumo diário de sucos.

Apesar das melhores intenções, hoje em dia as crianças consomem muito mais sucos do que precisam. Um copo de 150 a 250ml de suco de laranja por dia durante o café da manhã é o suficiente. Você pode até dar a seus filhos um pouco mais de suco quando estiverem com prisão de ventre, mas de uma forma geral, diminuir o consumo de sucos é a opção correta.

Então, quanto suco seus filhos podem tomar? Crianças com idades entre um e seis anos devem tomar apenas de 120 a 180ml de suco por dia. Crianças com idades entre sete e oito anos devem tomar apenas entre 240 e 360ml de suco por dia. Uma quantidade excessiva de sucos pode causar em curto prazo diarréia, dores abdominais e gases, e pode até mesmo levar à má nutrição se o suco for utilizado para substituir o leite ou fórmula. Com o tempo, muito suco pode levar à obesidade e à ocorrência de cáries.

Deve-se também estar alerta para as bebidas rotuladas como "sabor de fruta" ou "refresco de fruta". Essas bebidas normalmente contêm apenas uma pequena porcentagem do verdadeiro suco da fruta e são carregadas de açúcar e sabores artificiais para torná-las mais atraentes às crianças, ao mesmo tempo em que não oferecem os benefícios nutricionais que você espera delas.

É ótimo que você queira que seus filhos obtenham todos os benefícios nutricionais das frutas, mas os sucos freqüentemente têm as fibras retiradas além do acréscimo de açúcares para dar sabor. Em vez disso, você deve estimular seus filhos a comerem frutas frescas.

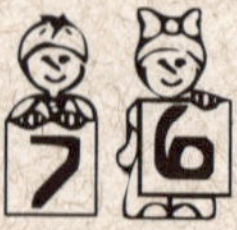

Explore a culinária de outras culturas.

O Brasil é um caldeirão de culturas, mas ainda assim a maioria das pessoas tem apenas feijão, arroz e bife em suas panelas no fogão. Com um pouco de planejamento e entusiasmo, você pode fazer com que sua família explore outras culturas e cozinhas. Planeje seu cardápio internacional com antecedência. Será mais fácil para você incorporar uma variedade de novos pratos e alimentos ao planejar jantares temáticos como uma noite mexicana, italiana ou chinesa. Para as crianças menores, você pode querer manter os pratos sem muito tempero, mas sinta-se livre para criar sabores para as pessoas com gostos mais sofisticados.

Crianças menores irão se divertir com as noites temáticas se você fizer seu papel. Vista-se com trajes típicos ou ponha músicas temáticas ao fundo. Compre adereços em uma loja de festas e pinte em você e seus filhos bigodes enrolados fingindo serem italianos comendo nas ruas de Roma. Assim como em todas as refeições, não force seus filhos a comer se eles estiverem cheios ou não gostarem de algo que você tenha preparado. Aplique a regra da primeira garfada e fique contente se experimentarem a comida oferecida a eles.

Capítulo 5

ATIVIDADE

Compre pouco e venda muito. Todos conhecem essa estratégia embora não seja tão fácil empregá-la. Fosse fácil, seríamos todos ricos. Da mesma forma, quase todos sabem que, se queimarmos mais calorias do que ingerimos, perderemos peso. Mas é mais fácil falar do que fazer.

Uma alimentação e uma vida saudável não exige emagrecimento, mas sim um peso saudável sustentável. Isso pode ser conseguido apenas com um regime que combine uma alimentação saudável com atividades saudáveis. Este capítulo oferece dicas voltadas para a sua motivação e a de seus filhos para que saiam do sofá para a rua.

Matricule a família em uma academia.

De mãos dadas com um estilo de alimentação saudável, estão as atividades físicas saudáveis. Todos nós, inclusive as crianças, sentimo-nos melhor quando estamos em forma. Embora possa matricular seus filhos em uma escolinha de natação e esperar que eles se divirtam, você pode, além disso, estimulá-los a serem ativos.

A melhor maneira de conseguir isso é dando o bom exemplo. Mas os pais não devem tornar a ida à academia uma prioridade. Uma maneira de ser saudável, ficar em forma e estar presente nas vidas de seus filhos é matricular toda a família em uma academia de ginástica. Se você não puder pagar pela academia da moda, tente um clube de esportes público. Malhar juntos trará mais oportunidades de passar tempo com seus filhos e permitirá que eles conheçam melhor os pais.

É uma situação onde todos ganham. Você pode melhorar a saúde e, ao mesmo tempo, estreitar a relação com seus filhos nadando, pedalando ou correndo.

Faça do verão uma época saudável.

Todos esperam muito pelas férias e pelos feriados, e talvez nenhum período de tempo livre é mais esperado do que as férias de verão. Mas quando os primeiros dias agitados da estação se transformam nos dias mais preguiçosos de fim de verão, as crianças sempre ficam entediadas e sentam-se em frente à televisão com um pacote de salgadinhos!

Lembre-se de que as crianças com mais de dois anos de idade precisam no mínimo de uma hora por dia de atividades físicas moderadas. Chegar a esse nível de atividade é importante para diminuir o risco de uma futura obesidade e doenças associadas a ela. Atividades físicas adequadas diminuem o risco de doenças cardíacas no futuro e são importantes para o desenvolvimento normal de ossos fortes.

Assim como no caso dos legumes e verduras, muitas crianças pensam nos exercícios como "algo que é bom". Lembra-se das dicas anteriores para fazer seus filhos comerem legumes e verduras? Assim como você pode disfarçar esses alimentos em outras comidas ou oferecer maior variedade de onde seus filhos possam escolher, pode fazer o mesmo com os exercícios! Um passeio em família ou uma tarde empinando pipas é um exercício disfarçado. Assim como um dia fazendo castelinhos de areia ou jogando frescobol na praia. Quando não oferecemos oportunidades de exercícios aos nossos filhos, não é justo esperar que eles saiam do sofá todos os dias por vontade própria.

Torne o churrasco com a família um hábito semanal ou mensal.

Não foi muito depois da descoberta do fogo que alguém teve a idéia do churrasco. Assar carne está em nosso sangue! Além disso, as grelhas não são apenas para as carnes e hambúrgueres, embora qualquer carne grelhada na churrasqueira é melhor do que frita na manteiga ou no óleo no fogão.

Fazer um churrasco no quintal pode ser divertido para toda a família. Comece com um livro de receitas simples com idéias sobre o que colocar na sua grelha ou assista aos programas de culinária na televisão sobre a arte do churrasco. A idéia é fazer disso uma diversão. Passe uma tarde do fim de semana fazendo um churrasco e leve uma bola para brincar com as crianças.

Fazer churrasco exige uma mistura de vários alimentos, portanto algumas pessoas gostam de marinar as carnes com antecedência, para conseguir tanto suculência quanto sabor. Em vez de azeite, porém, tente usar suco de limão como base para seus marinados. Acrescente temperos de acordo com os gostos de sua família. Você pode usar também suco de abacaxi ou molho de soja como base do seu tempero. Minha família já grelhou quase todo tipo de legume, desde aspargo até abobrinha, com ótimos resultados. Certifique-se de grelhar porções extras para que você possa servir a seus filhos no outro dia.

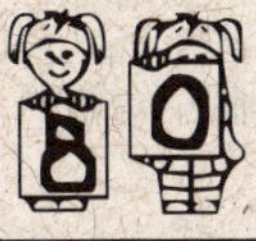

Crie em sua família o hábito de caminhar depois das refeições.

Crie um horário regular para caminhar com sua família após as refeições. Talvez não seja possível sair para caminhar com a família depois de cada refeição, mas com um pouco de esforço vocês serão capazes de dar uma escapadinha para um passeio depois do jantar. Tire dez ou quinze minutos ao final das refeições para sentar com seus filhos e conversar antes de tirar a mesa. Quando terminar tudo, terão se passado vinte ou trinta minutos e vocês terão feito a digestão o suficiente para sair e caminharem juntos. Não se desespere caso isso não seja possível sete dias por semana. Façam isso três ou quatro vezes por semana. Um pouco de exercício é melhor do que nada.

Os benefícios dos exercícios leves após as refeições são numerosos e inegáveis. Além de ajudar na digestão, os exercícios de baixo impacto – como uma caminhada – ajudam você e seus filhos a começar a gastar as calorias que acabaram de consumir. E talvez ainda mais importante: o exercício lhe dará mais tempo para passar com a família. Um passeio em família pode também ser feito de bicicleta.

A conclusão é que seus filhos gostarão de passar mais tempo com você e você estará ensinando a eles a não comer e depois sentar em frente à televisão. Quanto mais você se envolver na vida deles, mais eles se beneficiarão nutricionalmente e emocionalmente.

81 Leve sua família para fazer uma trilha.

Você não tem que andar horas por um bosque carregando uma mochila e mantimentos para acampamento para beneficiar-se de uma trilha. Fazer trilha e caminhar são essencialmente a mesma coisa. Embora caminhar a passos rápidos pela vizinhança por trinta ou sessenta minutos, três a cinco vezes por semana, seja bom para o seu coração, escolher um cenário diferente do seu bairro pode ser bom também para sua mente. Sua trilha em família pode ser algo que vocês farão a cada dois meses ou mesmo a cada semana. Estudos comparando pessoas que não se exercitam àquelas que incorporaram exercícios leves ou moderados a suas vidas ao menos três vezes por semana demonstraram que os benefícios incluem a diminuição das doenças cardíacas, pressão sanguínea mais baixa, colesterol mais baixo, obesidade diminuída, prevenção e controle da diabetes e maior longevidade.

Torne tudo divertido e planeje com antecedência se estiver saindo para um acampamento de fim de semana ou para uma trilha de um dia. Comece embrulhando refeições e lanches saudáveis. Esses lanchinhos não precisam ser só para as trilhas – podem ser aqueles nutritivos e deliciosos para qualquer hora. Mas por que não levar alguns para a trilha com sua família? Metade da diversão está em fazer isso junto com as crianças. Deixe que eles escolham os ingredientes que quiserem. Faça uma viagem ao supermercado e compre barras de cereais, castanhas de caju, queijo branco, frutas e pães integrais. Misture tudo e faça pacotes de acordo com o gosto de cada um da família.

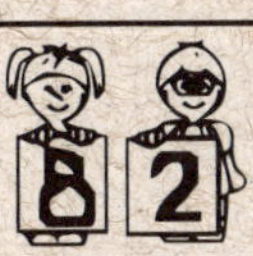

Em pequenas tarefas pela vizinhança, deixe seu carro na garagem ou vá de bicicleta.

Há várias oportunidades, se assim você quiser, em que você pode usar seu carro com menos freqüência. Por que você não começa deixando o carro em casa de vez em quando para ir ao supermercado, ou vai de bicicleta se não for muito longe?

É claro que dirigindo com menos freqüência você também economiza dinheiro com a gasolina, mas faça isso por você e pela saúde da sua família. Andar de bicicleta juntos, seja por diversão ou para pequenas tarefas, pode ser uma outra atividade de aproximação da família. É uma ótima maneira de sair de casa e ganhar um pouco de vitamina D ao mesmo tempo em que se colhem os benefícios cardiovasculares que seu carro não vai oferecer a vocês. Além disso, caminhar ou pedalar em vez de dirigir pode despertar em seus filhos o hábito de fazer exercícios e atividades físicas que permanecerá com eles pelo resto de suas vidas.

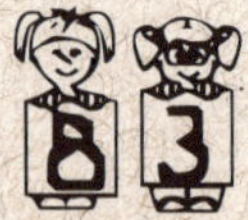

Certifique-se de que seus filhos estejam bem hidratados durante as atividades físicas.

Então você estimulou seus filhos a saírem da Internet e começarem a brincar fora de casa? Ótimo! Mas agora seus filhos correm o risco de ficarem desidratados estejam eles participando de atividades organizadas ou simplesmente brincando fora de casa em um dia ensolarado. Além dos problemas médicos relacionados à falta de água, a desidratação pode diminuir o desempenho e a força. Mas não se preocupe. A cura é simples e está logo ali no filtro.

A água é normalmente a melhor bebida para repor os líquidos perdidos durante o exercício. Tudo bem se você oferecer bebidas esportivas com sabor se seus filhos preferirem, mas, ao contrário do que dizem os comerciais na televisão, elas normalmente não trazem benefícios maiores do que a água pura. Manter uma postura proativa e de estímulo aos seus filhos para que bebam água durante as atividades físicas é importante. Quanto isso é importante? Bem, a regra geral é: para evitar a desidratação é necessário um copo de líquidos para repor a água perdida em quinze ou vinte minutos de exercícios intensos.

Transforme a parada em um fast food em um piquenique em família.

Uma alimentação saudável não exige que se exclua completamente o *fast food* de sua dieta. Assim como em tudo na vida, deixe que o princípio da moderação nas escolhas alimentares guie você e seus filhos. Ir com a família a uma lanchonete de vez em quando não fará mal, mas esteja alerta! O negócio do *fast food* é uma indústria competitiva e a comida é relativamente barata, por isso esses restaurantes oferecem porções maiores por uma pequena taxa extra. Todos conhecemos essas ofertas de tamanhos maiores. Falando de uma forma geral, um hambúrguer de tamanho normal já tem mais calorias e gorduras do que qualquer pessoa precisaria comer em uma refeição. Pedir porções maiores apenas aumenta esse problema. Já que você está oferecendo *fast food* à sua família pelo menos evite que comam até estourarem. Tente dividir as porções entre duas pessoas da família.

Você pode também envolver-se e garantir que seus filhos farão exercícios físicos depois dessas refeições. Em vez de levar refeições gordurosas para casa para que seus filhos comam em frente à televisão, leve seus filhos a um parque e comam o *fast food* como em um piquenique. Estimule seus filhos a correr e brincar pelo parque e deixem metade da comida para trás. Consumir menos calorias daquelas gorduras e envolver-se em mais atividades são decisões saudáveis que você deve estimular e proporcionar.

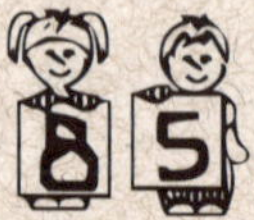

Faça uma pequena horta com sua família.

Linus Mundy disse: “Plante pequenas sementes no espaço que você tem. Você pode mudar o mundo ou, pelo menos, sua forma de ver o mundo”.

Uma ótima maneira de apresentar seus filhos aos legumes e verduras nutritivos e ricos em fibras é envolvê-los no plantio e cuidados de uma horta familiar. As crianças adoram projetos e todos gostam de ver sementes crescendo e dando frutos. Muitas pessoas têm uma horta familiar ou, pelo menos, um espaço no quintal ou varanda onde podem plantar uma. Mesmo nos ambientes mais urbanos você pode encontrar um local para ela. Comece com uma excursão em família a uma livraria ou um local de venda de mudas para aprender o básico da jardinagem e as estações de plantio em sua região.

Uma alternativa aos jardins e quintais pode ser um canteirinho na janela ou varanda. Plante sementes de feijão ou ervilha em um vaso e coloque para tomar sol. Encarregue seus filhos de molhar e cuidar da plantinha todos os dias. Eles vão gostar de assistir ao progresso diário quando a semente sair do solo e transformar-se em uma plantinha de verdade. Depois leve-os a feira ou ao supermercado e deixe-os pegar alguns feijões ou ervilhas para entenderem no que a plantinha vai se transformar. Deixe que seus filhos ajudem a lavar e preparar legumes e verduras para as refeições. Seja com a horta no quintal ou com a plantinha na janela, a forma como seus filhos vêem o mundo das verduras e legumes jamais será a mesma.

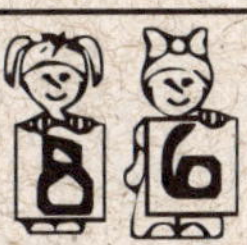

Estimule o lazer saudável ao sol.

O que o lazer ao sol tem a ver com uma alimentação saudável? Antes de mais nada, o sol converte a vitamina D inativa em seu corpo em sua forma ativa e benéfica. A vitamina D é necessária para ossos fortes e o metabolismo normal do cálcio. Além disso, um estudo australiano recente diz que a maior exposição ao sol durante a infância e início da adolescência está relacionada a menor risco de esclerose múltipla. Essa idéia tem apoio no fato de que a esclerose múltipla é mais comum em latitudes maiores, que geralmente têm níveis mais baixos de radiação ultravioleta (UV).

Além disso, o lazer ao sol é ótimo para evitar que seu filho fique no sofá em frente à televisão, jogando videogames ou navegando na Internet. Brincar fora de casa normalmente envolve um nível saudável de atividades físicas, que estão de mãos dadas com a alimentação de qualidade.

Dito tudo isto, torne as brincadeiras fora de casa seguras. Os raios UV do sol estão presentes durante o ano todo, mas passando mais tempo fora de casa e usando menos roupas durante os meses mais quentes, o risco que seus filhos correm é maior. A exposição excessiva e sem proteção ao sol está relacionada ao envelhecimento precoce, alterações indesejadas na textura da pele e vários tipos de câncer de pele. Segundo a Sociedade de Câncer dos Estados Unidos, por volta dos dezoito anos de idade, as pessoas já ficaram expostas ao sol mais de 80% do tempo total que deveriam ficar durante a vida.

Comece cedo a promover em seus filhos uma atitude saudável com relação ao sol. Pense no fator ideal de proteção solar mesmo se o tempo estiver nublado. Estimule seus filhos a brincarem na sombra ou a evitarem brincar fora de casa entre as 10h30 e as 14h, horário em que os raios do sol estão mais fortes. Quando seus filhos estiverem fora de casa, certifique-se de que estão com a pele protegida. Escolha bloqueadores com fator de proteção solar 15 ou mais. Protetores solares não são recomendáveis para crianças abaixo de seis meses de idade, portanto mantenha seus filhos na sombra e cobertos com tecidos confortáveis.

Capítulo 6

QUESTÕES DE NUTRIÇÃO E SAÚDE

Este último capítulo trata de dicas que pertencem a questões médicas, indo desde a nutrição adequada na gravidez, a fim de evitar doenças como câncer, doenças cardíacas e diabetes, até a dietas saudáveis. Há também dicas sobre problemas pediátricos comuns como a desidratação causada por vômitos ou diarréias, obesidade e distúrbios alimentares. Outras dicas tratam da saúde dentária e visitas regulares ao pediatra.

Todas as dicas neste livro foram escolhidas para guiar os pais durante o difícil processo de criar filhos saudáveis, mas, se você ainda tiver dúvidas, não deve hesitar em falar com o pediatra.

Uma alimentação saudável começa durante a gravidez.

Além dos nutrientes de que precisam para si mesmas, as mães grávidas também precisam das vitaminas e minerais essenciais que passarão a seus filhos em desenvolvimento. Essa parece ser uma tarefa assustadora, embora uma dieta variada com base na pirâmide alimentar possa garantir que tanto a mãe quanto o bebê recebam todos os nutrientes de que precisam.

Porém, as futuras mamães e seus médicos podem concordar que as vitaminas pré-natal sejam benéficas. Tais suplementos são criados para garantir que as mães recebam cálcio, ferro, zinco, iodo e ácido fólico de que precisam. Elas normalmente contêm também as quantidades necessárias das vitaminas A, C e E. Todavia, deve-se notar que a vitamina A em doses excessivas pode causar má-formação no bebê. A Academia de Pediatras dos Estados Unidos alerta que mães grávidas devem limitar seu consumo de vitamina A com alimentos e suplementos a níveis menores do que 3.000 microgramas diárias.

Mamães grávidas também devem evitar qualquer consumo de álcool durante a gravidez. O efeito prejudicial ao feto do uso de cafeína e aspartame ainda não foi esclarecido. Em altas dosagens, a cafeína leva a anomalias genéticas em animais, mas nada se sabe ainda sobre o consumo moderado. A maioria dos médicos dirá às futuras mamães para que moderem o consumo de cafeína, o que significa ingerir menos de duas ou três xícaras de café ao dia, se fizerem questão de tomar. O aspartame é uma modificação do aminoácido fenilalanina. Com o aspartame, a preocupação é a de que altos níveis de circulação dessa química podem causar danos cerebrais ao feto, assim como pode acontecer quando a mãe tem uma doença chamada PKU (fenilcetonúria). Porém, mamães saudáveis devem ser capazes de consumir o aspartame sem gerar um aumento em seus níveis de fenilalanina e provavelmente não terão que se preocupar com o consumo de bebidas dietéticas que contenham esse tipo de adoçante artificial. Entretanto, o bom senso, a moderação e a preocupação com o futuro bebê devem prevalecer em todas as decisões alimentares durante a gravidez.

É possível ter filhos vegetarianos, mas isto requer planejamento.

Durante o primeiro ano de vida, seus filhos podem retirar todos os nutrientes de que precisam do leite materno. Se a mãe não estiver amamentando, uma fórmula recomendada pelo pediatra irá suprir todas as necessidades deles. Por volta dos cinco ou seis meses, quando os pais começarem a introduzir sólidos na alimentação dos filhos, já pode-se pensar sobre como as crianças se sairiam com uma dieta vegetariana.

Seus filhos se dariam bem com uma alimentação desse gênero contanto que você planeje bem e inclua o leite, o queijo e ovos na dieta. Porém, crianças com dietas vegetarianas muito restritivas, que proíbem todas as fontes de proteínas animais, podem não se dar tão bem assim. Elas enfrentariam maior risco de anemia e problemas com a absorção de nutrientes.

O maior problema de uma dieta vegetariana muito severa é que seus filhos teriam que comer maiores porções de tudo a fim de conseguirem as calorias, proteínas e ferro de que precisam para crescer e se desenvolver. Na verdade, eles precisariam comer entre três e sete vezes ao dia alimentos protéicos para conseguir a mesma quantidade de proteína ingerida em uma única porção de carne ou queijo. Por exemplo, para conseguir a mesma quantidade de proteína encontrada em duas fatias de queijo, seus filhos precisariam de duas xícaras de feijão. Como todos sabemos, fazer uma criança comer duas xícaras de qualquer coisa é bem difícil!

Além disso, o corpo absorve apenas cerca de 5% do ferro presente nos legumes, verduras e grãos, comparado aos cerca de 20% de ferro absorvidos de carnes vermelhas, aves e peixes.

Entretanto, uma dieta vegetariana adequadamente planejada e monitorada *pode* proporcionar a energia para abastecer a vida ativa de uma criança. Há também benefícios à saúde ao se cultivar o gosto pelo arroz integral, pelos pães e massas de trigo integral, pelos flocos de aveia e milho, além de outros grãos. E um estilo de alimentação saudável, seja vegetariano ou não, também pode fazer com que a criança fique longe dos doces, bebidas açucaradas, produtos fritos e processados e cereais cobertos com açúcar.

Se seus filhos forem vegetarianos, mantenha um relatório alimentar por ao menos algumas semanas antes da próxima visita ao pediatra. O relatório deve incluir todos os alimentos, lanches e bebidas, tudo o que a criança ingeriu! Anote também as quantidades dos alimentos que seus filhos consumiram (faça uma estimativa se necessário) e quantas vezes ao dia comeram. O médico pode reavaliar o conteúdo nutricional da dieta dos seus filhos e recomendar uma suplementação calórica, vitamínica ou mineral.

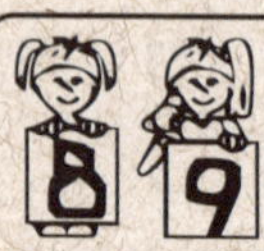

Evite a prisão de ventre em seus filhos por meio de métodos naturais e saudáveis.

Durante muito tempo, ir ao banheiro uma vez ao dia era associado a uma boa saúde. Hoje em dia sabemos que há pessoas saudáveis e que precisam eliminar as fezes apenas uma vez a cada semana! O importante não é a quantidade, mas sim a regularidade.

As fezes dos seus filhos são duras como pedra? Eles se queixam de dores quando vão ao banheiro? Eles têm que fazer muita força? Se a resposta for sim, então provavelmente eles estão com prisão de ventre. As causas mais comuns da prisão de ventre em crianças é a falta de fibras em suas dietas, falta de líquidos e também o adiamento voluntário da ida ao banheiro. Algumas crianças adiam a evacuação porque não querem ir ao banheiro da escola. Outras ignoram o desejo por causa da complicação com toda a operação ou porque não querem interromper a brincadeira. As crianças que ignoram o sinal natural do intestino podem acabar perdendo a capacidade de sentirem vontade, o que leva à prisão de ventre. As crianças podem também desenvolver a prisão de ventre ao mudarem suas rotinas de exercícios. Alguns medicamentos – como suplementos de ferro ou medicamentos anticonvulsivos – também podem causar a prisão de ventre.

Se a constipação de seus filhos não tiver uma causa voluntária, você pode evitar o problema garantindo que eles comam frutas e verduras e tomem água o suficiente. Água o bastante adiciona líquidos ao cólon e densidade às fezes, facilitando sua passagem pelos intestinos. Sirva saladas no jantar ou uma salada de frutas na sobremesa e certifique-se de ter bastante água disponível quando for viajar. Cuidado com bebidas que contenham cafeína como os refrigerantes e o café – sim, hoje em dia cada vez mais crianças estão tomando café. Essas bebidas têm um efeito desidratante no cólon e podem causar a prisão de ventre.

Independentemente do motivo, não dê a eles laxantes e não use supositórios, a não ser que seu pediatra recomende. Esses métodos são potencialmente perigosos: podem causar danos irreversíveis ao cólon da criança, prejudicando permanentemente sua capacidade de coordenar a contração.

Concluindo: ensine seus filhos a irem ao banheiro quando sentirem vontade, alimente-os com uma dieta rica em fibras e dê a eles água o suficiente ou bebidas sem açúcar ou cafeína.

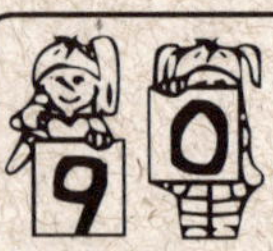

Se seus filhos maiores insistirem nos refrigerantes, prefira os dietéticos.

Dietas ricas em gordura e açúcar rapidamente adicionam calorias ao mesmo tempo em que oferecem poucos nutrientes. Altos níveis de gordura são comumente encontrados nos *fast foods*, batatas fritas e bolos. Os maiores culpados por essa adição de açúcar em sua dieta, porém, são os refrigerantes e outras bebidas adoçadas. Na verdade, eles são responsáveis por mais de 15% do total de calorias consumidas pelos adolescentes!

Uma vez que os refrigerantes contêm tantas calorias vazias, trocá-los por sua versão dietética pode fazer uma grande diferença. A redução de 15% nas calorias pode ser o suficiente para trazer mudanças visíveis no peso de seus filhos e saúde geral em longo prazo.

Não ponha seus filhos em um regime alimentar a menos que recomendado pelo pediatra.

Excesso de peso em crianças e adolescentes é geralmente causado por falta de atividade física, padrões alimentares não-saudáveis ou a combinação dos dois fatores.

Os médicos e outros profissionais da saúde são as melhores pessoas para dizer se seus filhos não estão com peso adequado e podem também ajudar a descartar raros problemas médicos como causa desse excesso. Muitas crianças com sobrepeso, mas ainda em fase de crescimento, não precisam emagrecer – se elas puderem reduzir a quantidade de calorias ingerida, podem chegar ao seu peso ideal.

O importante é lembrar que fazer dieta não é para as crianças. Não coloque seus filhos em regimes alimentares restritivos sem a supervisão de seu pediatra. A dieta de seus filhos deve ser segura e bem nutritiva. Deve incluir todas as quantidades diárias recomendadas de vitaminas, minerais e proteínas e alimentos de todos os principais grupos alimentares. Qualquer dieta de perda de peso deve ser pobre apenas em calorias, e não em nutrientes essenciais. Mesmo no caso de crianças obesas, a perda de peso deve ser gradual.

Deixe que seus filhos saibam que são amados seja qual for seu peso. Uma criança obesa provavelmente sabe melhor do que ninguém que está com problema de peso e precisa de apoio, aceitação e estímulo dos pais; não de repreensão e punição. Por fim, seja um bom exemplo para seus filhos. Se eles virem você comer alimentos saudáveis e praticar atividades físicas, provavelmente farão o mesmo durante toda a vida.

Identifique os padrões não-saudáveis na alimentação de seus filhos.

Como principais responsáveis pelo bem-estar das crianças, ninguém melhor do que os pais para identificar os padrões de alimentação não-saudáveis de seus filhos. Uma vez que a obesidade infantil vem se tornando uma epidemia, o padrão de alimentação mais comum nas crianças é o consumo habitual de alimentos fritos, pizza, salgadinhos gordurosos e bebidas doces. Distúrbios alimentares como a anorexia e a bulimia são raros em crianças abaixo dos oito anos de idade, mas, um número maior de crianças obesas vai tentar perder peso, e muitas vão recorrer a dietas não-saudáveis, assim como fazem os adultos.

Infelizmente, os distúrbios alimentares não são assim tão raros em adolescentes. Segundo a Associação Psiquiátrica dos Estados Unidos, cerca de 1% das adolescentes estão dentro do padrão diagnosticado de anorexia e outros 2% das adolescentes estão no padrão de bulimia. Ainda mais alarmante: outros 10% das adolescentes relatam sintomas de distúrbios alimentares em algum momento embora não apresentem qualquer critério suficiente para o diagnóstico de um distúrbio específico.

Há vários tipos de distúrbios, mas os três mais comuns são anorexia, bulimia e compulsão alimentar periódica. A anorexia nervosa é caracterizada pelo conjunto dos três fatores seguintes: restrição de ingestão de calorias, grande perda de peso e intenso temor de engordar. A bulimia nervosa é caracterizada pelo terrível padrão de compulsão alimentar periódica e a provocação de vômitos, ou evacuação. As pessoas que sofrem desse mal freqüentemente ingerem rapidamente muitas calorias e comem às escondidas antes de vomitar ou usar laxantes. Muitas delas são atormentadas por sentimentos de vergonha ou a sensação de estarem "fora de controle". O distúrbio da compulsão alimentar é semelhante à bulimia, mas sem as evacuações. Comedores compulsivos periódicos simplesmente comem demais em uma única refeição. Algumas vezes eles comem compulsivamente o tempo todo, e algumas vezes os ataques acontecem com intervalo de dias.

Seus filhos irão desenvolver padrões alimentares de acordo com o modo como você come e o modo como você os alimenta. Irão sentir-se bem com seus corpos se virem que você se sente bem com o seu e se você não ensiná-los a sentirem-se mal com o corpo deles. Assim, seja um bom exemplo e siga as seguintes regras:

- Fique longe das dietas da moda e não coloque seus filhos em regimes alimentares a menos que aconselhados por um médico.

- Não faça da comida um elemento de recompensa, pacificação, troca ou castigo. Isso causará associações psicológicas não-saudáveis e hábitos alimentares pobres.

- Aceite as decisões de seus filhos quando disserem que estão satisfeitos e jamais os force a comer tudo o que estiver no prato.

- Elogie seus filhos e estimule sua autoconfiança.

- Faça dos hábitos alimentares saudáveis e dos exercícios físicos uma filosofia familiar.

- Jamais caçoe de seus filhos por causa de suas "gordurinhas".

- Ensine seus filhos a diferenciar entre um físico saudável e as imagens anoréxicas apresentadas na televisão e nas revistas.

- E, por fim, se achar que seus filhos estão sofrendo de algum distúrbio alimentar, fale com seu pediatra sobre isso.

93 Crie uma boa auto-imagem em seus filhos.

Embora esta dica pareça óbvia, muitas crianças que vejo todos os dias sofrem de baixa auto-estima. Algumas vezes a fonte dessa baixa auto-estima é o ridículo por que passam na escola ou as imagens com as quais se comparam nas capas de revistas. Algumas vezes elas jamais tiveram a auto-estima trabalhada desde pequenas, e algumas vezes a origem desta baixa auto-estima fica clara quando vejo os pais passarem a consulta toda criticando suas aparências ou comportamentos.

Não importa de onde surjam os ataques, é imperativo que se crie constantemente a confiança nas crianças. Uma auto-imagem saudável é como uma barreira poderosa que dá a criança confiança para explorar o mundo. Se suas barreiras forem fortes o bastante, ninguém será capaz de atacá-las. Ao final de um longo dia, passe algum tempo reconstruindo um pouco da defesa arranhada de seus filhos enfatizando as coisas positivas neles.

Começar com isso quando seus filhos ainda são pequenos é essencial, já que as crianças desenvolvem os distúrbios alimentares em idades cada vez mais precoces. Há várias coisas que você pode fazer para estimular uma auto-imagem saudável em seus filhos. Mostre a eles que as pessoas têm diferentes formas e tamanhos. Envolva-os com esportes. Ensine-os a incorporar exercícios em sua rotina diária. Comece dando o bom exemplo. Deixe que percebam que você faz exercícios para ficar em forma, para ficar mais forte e para ter mais energia e força. Elogie-os, elogie de novo e faça apenas críticas construtivas.

Crianças com autoconfiança têm uma forte imagem de si mesmas e dos valores que receberam dos pais. Elas não estarão tão sujeitas a pressão ou falsos elogios e, portanto, estarão menos propensas a experimentar drogas ou usar o sexo para levantar seu amor próprio. O trabalho mais importante dos pais é sempre torcer pelos filhos em vez de serem apenas críticos!

Uma dieta saudável pode ajudar na prevenção de doenças cardíacas, diabetes e câncer de cólon.

Os pais podem se lembrar da sensação de indestrutibilidade que quase todos nós sentíamos na adolescência. Felizmente, a maioria de nós não morre quando é criança, e é compreensível que não pensemos na deterioração de nossa saúde. Entretanto, as escolhas que você faz para seus filhos e os hábitos que eles adquirem na casa dos pais afetarão a saúde deles no futuro. Doenças cardíacas, diabetes e câncer de cólon estão entre as principais causas de mortes evitáveis ou parcialmente evitáveis.

Tanto a obesidade quanto o diabetes levam a um maior risco de doenças cardíacas e derrames. A obesidade pode também levar a certos tipos de câncer, para não mencionar a baixa auto-estima, que pode ser pior do que um câncer na adolescência. O diabetes pode levar à cegueira e doenças renais. Nenhum pai ou mãe quer causar esse tipo de sofrimento a seus filhos e mesmo assim – ao alimentá-los com uma dieta sem qualidade, baseada em *fast food*, ou criar neles o hábito de jogar videogames em vez de praticar esportes – os pais acabam, sem querer, contribuindo para esse processo.

Os cardiologistas dirão que a inatividade e uma alimentação rica em gordura causarão doenças cardíacas evitáveis em muitas pessoas. Com a epidemia de obesidade e inatividade nas crianças, o futuro dos cardiologistas parece bom. Eles estarão cheios de veias entupidas e corações falidos para tratar. A notícia ruim para os pais (e para os filhos) é que as crianças serão os pacientes. A boa notícia é que nunca é tarde para começar a comer de forma saudável.

Esses problemas são quase cem por cento evitáveis. Falando da forma mais simplista, para manter uma boa saúde basta comer de forma saudável e praticar exercícios de forma regular. Há várias maneiras de diminuir o risco de seus filhos desenvolverem diabetes, doenças cardíacas ou câncer de cólon. O mais importante é encorajá-los a comerem refeições equilibradas com frutas, legumes e verduras. É você quem põe a comida na frente deles, então escolha alimentos saudáveis ricos em fibras e pobres em gorduras e açúcar.

Estimular seus filhos a consumirem uma dieta saudável está de mãos dadas com o estímulo aos exercícios físicos diários, o que significa que eles devem correr, pular e brincar pela vizinhança por um período mínimo de trinta a sessenta minutos por dia, assim como nós fazíamos nos tempos antes dos videogames. Crie um registro dos exercícios físicos dos seus filhos. Para cada hora de atividade física intensa ou moderada, como correr, nadar, pedalar ou jogar futebol, dê a eles sessenta minutos de tempo de televisão, videogame ou Internet.

Nos pequenos surtos de infecções, certifique-se de que seus filhos estejam bem hidratados.

Na maioria das vezes em que seus filhos estão doentes, é porque estão com algum vírus. Talvez o vírus se manifeste com um nariz escorrendo ou congestionado, ou talvez eles tenham uma diarréia ou vômitos. Seja qual for o problema, quando seus filhos tiverem um vírus, não precisam de antibióticos, precisam de repouso e bastante líquido. Quando eles não ingerem bastante líquido, correm o risco de ficarem severamente desidratados, um problema potencialmente perigoso à própria vida.

Os sinais de alerta de uma desidratação são vários, mas aqui vão alguns que você deve ser capaz de reconhecer em seus filhos. Talvez eles apresentem apatia e fadiga. Os olhos podem parecer fundos e a pele adquire aspecto manchado, ficando fria e seca. Podem não derramar lágrimas quando choram e a boca pode ficar ressecada. Se a criança tiver menos de um ano de idade, a moleira na cabeça pode ficar mais funda do que o normal.

Embora água ajude a resolver a situação, a cura para a desidratação comum é a reposição de fluidos com isotônicos preparados com o equilíbrio correto de eletrólitos como o sódio, potássio e cálcio. O produto Pedialyte é uma boa fonte, assim como a boa e velha canja de galinha. Se seus filhos estiverem vomitando e incapazes de reter líquidos, talvez precisem de um médico ou de administração intravenosa de fluidos.

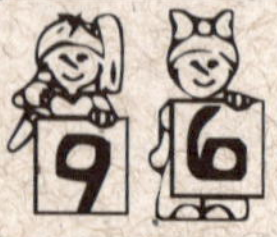

Fale com seus filhos sobre as drogas.

Neste mundo complexo há vários assuntos difíceis de se explicar às crianças. A questão do álcool e outras drogas pode ser bastante confusa para elas. Se as drogas são tão perigosas, então porque o armarinho de remédios está cheio delas? E por que meus amigos fumam e bebem sem qualquer dano aparente?

Embora professores, médicos e padres tenham alguma responsabilidade na educação de nossos filhos, seríamos negligentes se não aceitássemos e abraçássemos nosso dever como educadores de nossos próprios filhos. Lembre-se, nunca é tarde para falar com eles sobre as drogas. Um estudo recente demonstra que várias crianças experimentam o álcool pela primeira vez aos onze anos de idade e maconha aos doze. Os dois principais motivos citados pelas crianças para terem experimentado essas substâncias foram pura pressão e curiosidade. A pressão é algo que você pode ajudar seus filhos a resistirem ao educá-los como pessoas independentes e de opinião. A curiosidade sobre as drogas você pode controlar mostrando a eles os problemas de saúde relacionados ao uso de drogas.

Dito isto, certifique-se de que as informações que você oferece a seus filhos estão de acordo com suas idades e estágio de desenvolvimento. Quando crianças de cinco ou seis anos estiverem escovando os dentes, tente dizer algo como "escovamos os dentes três vezes ao dia para manter uma boa saúde, mas algumas pessoas fazem coisas que não são saudáveis, como fumar, beber e usar drogas". Uma criança mais velha pode estar pronta para ouvir coisas específicas sobre os efeitos colaterais.

Cada vez com mais freqüência as crianças reproduzem o que os pais fazem, não o que dizem. Sabendo disso, pense duas vezes antes de tomar uma caixa de cerveja assistindo seu jogo de futebol na televisão. Seu comportamento deve ser consistente com o que você espera dos seus filhos.

Fale com seus filhos sobre nutrição e conheça as respostas sobre uma das questões fundamentais de nossa existência.

Sem dúvida, um dia você vai ouvir a seguinte pergunta de seu filho: De onde vem o cocô?

Pense sobre sua resposta. Essa é uma oportunidade para ensinar algo sobre sua fisiologia. As informações diretas e precisas desmistificam as funções corpóreas básicas e ajudam tanto você quanto seus filhos a sentirem-se menos embaraçados sobre as coisas que todos nós fazemos. Se os próprios pais sentem-se embaraçados com esse tipo de pergunta, provavelmente acabarão involuntariamente ensinando aos filhos que ir ao banheiro é vergonhoso! Seus filhos podem reagir a esse embaraço retendo o próprio desejo de evacuar, o que por sua vez resulta em acidentes embaraçosos como prisão de ventre, fissuras retais e sangramentos.

E já que essa questão em particular é muito comum, aqui vai uma explicação sobre o cocô.

A comida que colocamos na boca e engolimos passa pelo aparelho digestivo e sai por baixo. Pelo caminho, nosso organismo extrai a água, açúcares, proteínas e gordura, além de vitaminas e minerais. As fibras que não podem ser digeridas darão consistência a nossas fezes e simplesmente passam direto por todo o sistema. Além daquilo que não podemos digerir, há também os sucos digestivos que nosso organismo fabrica para ajudar na quebra dos alimentos e o muco que ajuda a lubrificar a passagem das fezes. Por fim, o corpo também aproveita para se livrar de alguns dejetos do metabolismo que não podem ser eliminados por meio da urina, como as moléculas dos glóbulos vermelhos já utilizados. Na verdade, são os produtos da hemoglobina que dão às fezes a cor amarronzada!

Os produtos orgânicos não são necessariamente mais nutritivos ou seguros para as crianças.

Os defensores dos produtos orgânicos dizem que há muito mais benefícios em consumirmos esses produtos do que os convencionais. Os alimentos orgânicos não contêm agentes químicos, pesticidas, antibióticos, fertilizantes e produtos que aumentam o tamanho dos frutos. São produzidos com o uso de métodos amigos do meio ambiente e não contêm ingredientes geneticamente modificados. O argumento mais forte que já ouvi em favor da agricultura orgânica é que ela não utiliza pesticidas e produtos químicos e a conseqüente contaminação da água potável. Mas os riscos dos resíduos dos pesticidas dos produtos "não-orgânicos" são desprezíveis se você simplesmente lavar as frutas, legumes e verduras antes de comê-los.

A maioria dos estudos não conseguiu comprovar que os produtos orgânicos contêm mais nutrientes ou que são mais saborosos. Uma vez que os padrões orgânicos atuais limitam o uso de fertilizantes, os campos de cultivo orgânico provavelmente empobrecem o solo roubando fósforo e enxofre mesmo quando se aplica a técnica do plantio rotativo. Por fim, os riscos apresentados pelo esterco utilizado nos compostos orgânicos podem ser mais prejudiciais do que os riscos apresentados pelos resíduos dos pesticidas. O esterco contém a bactéria *E. coli*, e algumas das linhagens dessa bactéria podem causar doenças perigosas nos pais e principalmente nos filhos.

Ainda não há uma conclusão sobre os alimentos orgânicos. Se você pode pagar mais caro por eles e acredita na filosofia desses produtos, então compre os orgânicos. Mas se você não pode pagar mais caro e não se incomoda em lavar suas frutas, legumes e verduras, o que deve fazer de qualquer modo, provavelmente não estará privando seus filhos de nutrientes ao comprar os alimentos não-orgânicos.

Cuidar da saúde e higiene dentária é um fator importante na alimentação saudável.

Hábitos alimentares pobres podem comprometer a higiene bucal de seus filhos, mas uma higiene bucal pobre pode comprometer a futura capacidade de seus filhos comerem! Pense nisso – se perdermos os dentes, perdemos a capacidade de mastigar alguns alimentos. De forma geral, o melhor que podemos fazer para garantir a saúde dos dentes e gengivas de nossos filhos é ajudá-los a criar atitudes e hábitos de higiene. Aqui vão algumas formas de ensiná-los:

- Leve seu filho a um dentista especializado em crianças quando surgirem os primeiros dentinhos – normalmente entre os seis meses e um ano de idade. A cada seis meses ou um ano de intervalo, devem-se seguir visitas regulares ao dentista. Acostumar seu bebê a ter a boca examinada sutilmente ajudará a afastar a ansiedade quando tiver que visitar o dentista no futuro. Essas visitas precoces ao dentista também ensinam aos pais algumas coisas sobre como ajudar os filhos a escovar os dentes e sobre quais produtos usar.

- Ajude a tornar a escovação – com ou sem creme dental – um hábito diário. Entenda que a pasta de dentes não é essencial no hábito da escovação: 90% da importância da escovação está na escova, não na pasta. A principal vantagem da pasta de dentes é o flúor, mas assim como em outros casos, o excesso de flúor pode ser ruim. Quando crianças com menos de seis anos de idade ingerem muito flúor – e elas realmente ingerem muito quando as deixamos apertar o tubo da pasta favorita sobre as escovinhas – podem acabar sofrendo de fluorose, cujo sintoma são pequenos pontos brancos nos dentes.

• Certifique-se de que seus filhos escovem os dentes antes de ir para a cama. Isso parece simples, mas, acredite ou não, uma em cada três crianças não escova os dentes antes de ir para a cama. O ideal é que elas escovem os dentes ao menos duas vezes ao dia, e os horários mais recomendáveis são: ao deitar e depois do café da manhã.

• Para os bebês e crianças pequenas, os pais devem escovar os dentes apenas com água.

Assim como vários outros aspectos na criação de filhos com hábitos saudáveis, seu bom exemplo é a melhor motivação para suas crianças.

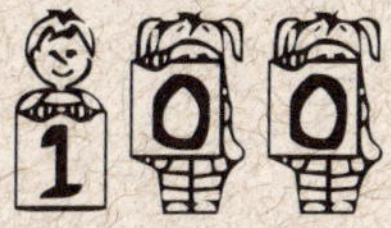

Visite o pediatra regularmente.

A prevenção é o melhor remédio. A melhor maneira de manter seus filhos saudáveis é, antes de qualquer coisa, ensiná-los a evitar doenças. Embora nem sempre seja possível evitar doenças virais comuns, quase sempre é possível evitar doenças futuras em seus filhos por meio de uma vida saudável. Além de lavar as mãos com freqüência – uma maneira incrivelmente simples e eficiente de afastar as doenças virais – visitas regulares ao médico ajudam a família toda.

As visitas regulares ao pediatra garantem que as imunizações de seus filhos estejam em dia e o pediatra ou um médico podem dar aos pais mais idéias sobre prevenção e vida saudável, especialmente idéias relacionadas ao estilo de vida e nutrição de seus filhos. As visitas regulares ao pediatra também devem ser acompanhadas de visitas regulares ao dentista! Lembre-se, fica difícil comer coisas saudáveis se você não puder mastigá-las.

Apêndice A

Pirâmide Alimentar para Crianças

Um guia diário de porções para crianças
de 2 a 6 anos

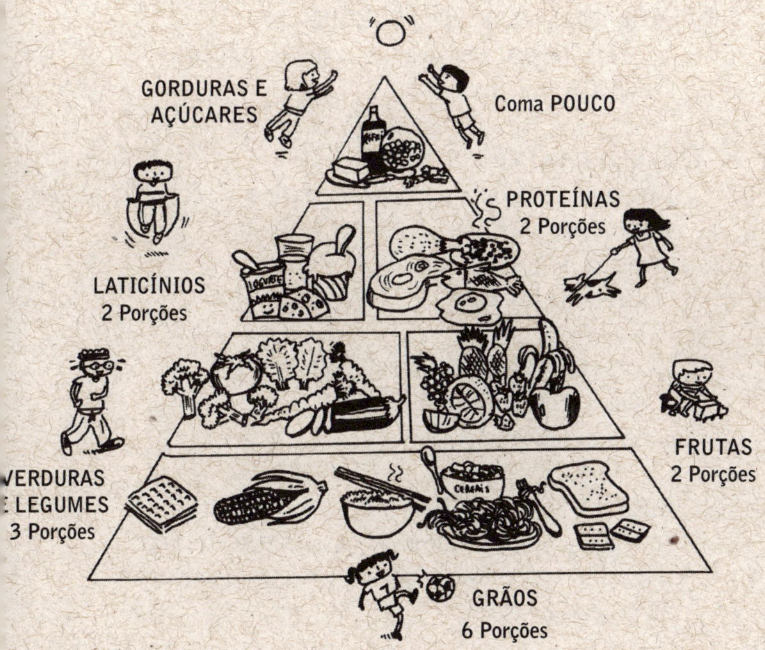

COMER É DIVERTIDO

e aprender sobre os alimentos também é!
Ingerir as porções recomendadas na pirâmide e ser fisicamente ativo ajudará seus filhos a crescerem fortes e saudáveis.

O QUE É UMA PORÇÃO?

GRUPO DOS GRÃOS
1 fatia de pão.
1 panqueca.
½ xícara de arroz ou macarrão.
½ xícara de aveia.
30 gramas de cereais.

GRUPO DAS VERDURAS E LEGUMES
½ xícara de legumes picados - crus ou cozidos.
1 xícara de verduras cruas.

GRUPO DAS FRUTAS
1 fruta ou uma fatia de melão ou melancia.
¾ xícara de suco.
½ xícara de frutas em calda.
¼ xícara de frutas secas.

GRUPO DOS LATICÍNIOS
1 xícara de leite ou iogurte.
60 gramas de queijo.

GRUPO DAS PROTEÍNAS
60 a 100 gramas de carne de vaca, frango ou peixe.
½ xícara de feijões cozidos ou 1 ovo contam como 30 gramas de carne.

GORDURAS E AÇÚCARES
Consuma poucos alimentos deste grupo

Crianças entre 4 e 6 anos podem comer esta quantidade de porções. Ofereça porções menores a crianças de 2 a 3 anos; exceto no caso do grupo dos laticínios.

Apêndice B

Idéias para Planejar seu Cardápio

O planejamento do cardápio não tem de ser algo chato. Antigamente as pessoas tinham de combinar as tabelas nutricionais como economistas. Pesavam as porções e depois recorriam à matemática escolar para achar a equação que podiam aplicar a variáveis como as calorias, gramas de gordura saturada e não saturada, colesterol, sódio, gramas de carboidratos e proteínas, e assim por diante. Depois somavam tudo para ver se estavam perto do que era considerado saudável para a família e os filhos.

É claro que você ainda pode planejar seu cardápio desta forma, mas no passado a maioria das pessoas se recusava a fazer isto, preferindo acostumar a família a uma rotina alimentar semelhante ao almoço das escolas: jantar na segunda-feira – ensopados ou hambúrguer; na terça-feira – massas; na quarta-feira – panquecas; na quinta-feira – peixe ou frango e, na sexta-feira – churrasco ou pizza. Não há nada errado com esta simplicidade se você puder contar com pratos acessórios, incluindo frutas, legumes e verduras, sempre respeitando os princípios da moderação. Mas no caso de algumas famílias, isto pode ser um tanto chato. Além disso, os pais tendem a não seguir o consumo nutricional quando caem neste tipo de rotina.

A melhor maneira de evitar que sua vida caia na rotina alimentar é fazer o planejamento do seu cardápio virar uma diversão. Envolva também seus filhos nas escolhas alimentares. E como é que você pode tornar algo como o planejamento do cardápio uma coisa divertida? Qualquer família com acesso à Internet – o que significa dizer a maioria de nós – tem também acesso a dezenas de websites gratuitos sobre planejamento alimentar que incluem receitas e informações nutricionais para que você não perca tempo fazendo contas para descobrir quantos gramas de gordura estão no jantar de quarta-feira.

Uma vez que seu cardápio esteja planejado, você pode imprimir uma cópia e colocar na porta da geladeira. Compare o quanto você e seus filhos estão seguindo as recomendações da pirâmide alimentar. Se você achar que subiu muito alto na pirâmide e depois despencou lá de cima, mude seus planos. A melhor coisa sobre o programa de planejamento de cardápio em computadores é que ele é flexível e oferece acesso a infinitas variedades de aventuras culinárias.

Escolhendo o planejamento à moda antiga ou o planejamento por computador, lembre-se de incorporar cores, para que seus filhos pequenos sigam os princípios da moderação e variedade.

Apêndice C

Receitas

Este apêndice de receitas é apenas uma pequena amostra das variadas formas de se combinar ingredientes comuns e fazer receitas empolgantes para sua família. Algumas delas estavam no livro de receitas da minha avó; outras, consegui com amigos. Nem todas podem ser consideradas de baixo teor de gordura ou saudáveis. Lembre-se de que uma alimentação saudável não se limita ao que você come, mas refere-se também a como e quanto você come. Se você servir à sua família pratos elaborados – aqueles ricos em calorias e gordura – prepare porções pequenas e não sirva sobremesas calóricas; ofereça frutas. Faça exercícios moderados depois de todas as refeições - como caminhar com a família ou passear de bicicleta - para fazer o metabolismo de seus filhos queimar calorias.

Café da Manhã

Mesmo pessoas que vivem correndo não precisam pular o café da manhã. Você sempre pode comer uma tigela de frutas, torradas, cereais, aveia ou panquecas. Se você tiver um minuto ou dois de sobra, aqui vão algumas variações para o desjejum de seus filhos.

Beirute Pizza

Ingredientes

1 pão árabe cortado ao meio
4 fatias de queijo mussarela
4 rodelas de tomate
sal
orégano
azeite de oliva

Como Fazer

Pré-aqueça o forno a 180ºC. Coloque as fatias de mussarela sobre o pão e as rodelas de tomate em cima. Tempere com sal, orégano e azeite e coloque no forno. Retire após 10 minutos e sirva.

Rendimento

1 sanduíche

Beirute tipo Bauru

Ingredientes

1 pão árabe cortado ao meio
4 fatias de queijo mussarela
4 fatias de rosbife
4 rodelas de tomate
4 rodelas de pepino
sal
azeite de oliva

Como Fazer

Pré-aqueça o forno a 180ºC. Coloque as fatias de rosbife, as de mussarela, as rodelas de tomate e as de pepino sobre o pão. Tempere com sal e azeite e coloque no forno. Retire após 10 minutos e sirva.

Rendimento

1 sanduíche

Cookies Salgados

Nesta criteriosa receita, seus filhos vão conseguir todos os nutrientes de que precisam para começar o dia da maneira correta.

Ingredientes

1 xícara de farinha
½ xícara de farelo de aveia
2 colheres de chá de fermento em pó
1 xícara de manteiga ou margarina light
¾ de xícara de queijo tipo minas
100 gramas de presunto magro ou
peito de peru, picados

Como Fazer

Misture a farinha, o farelo de aveia e o fermento em pó. Depois acrescente a manteiga, a carne e o queijo. Unte a assadeira. Coloque a massa na assadeira às colheradas tomando cuidado para que haja espaço entre uma e outra. Asse a 200ºC durante 20 minutos até que estejam dourados.

Rendimento

4 a 6 porções

Panquecas Saudáveis

Ingredientes

1xícara de farinha de trigo integral
2 colheres de sopa de óleo de canola
½ colher de chá de fermento em pó
½ colher de chá de bicarbonato
1 ovo
¾ de xícara de leite desnatado
Morangos, maçãs e bananas para decorar
Óleo ou manteiga para untar

Como Fazer

Misture todos os ingredientes até obter uma massa suave. Derreta uma pequena quantidade de manteiga em uma panela ou use óleo para untar a frigideira. Coloque um quarto de xícara de massa na frigideira. Quando ficar dourada, vire. Decore desenhando um rosto na panqueca com olhos de banana, nariz de morango e uma fatia de maçã como boca.

Rendimento

4 porções

Almoços ou Jantares Rápidos

Almôndegas Havaianas

Ingredientes

Almôndegas

200 gramas de peito de peru moído ou carne vermelha magra

½ xícara de arroz integral cozido

1 xícara de abacaxi cortado em pequenos pedaços

100 gramas de nozes picadas

½ xícara de salsinha, bem picadinha

½ colher de sopa de molho de soja

½ colher de chá de gengibre moído

Molho

½ xícara de caldo de galinha

½ xícara de catchup

3 colheres de sopa de vinagre de maçã

2 colheres de sopa de açúcar mascavo

1 ¼ colher de chá de amido de milho

¼ colher de chá de gengibre moído

Arroz

3 a 4 xícaras de arroz branco ou integral

Como Fazer

Misture os ingredientes para almôndegas em uma tigela média e mexa. Molde a massa fazendo 20 almôndegas (cerca de três centímetros cada) e coloque em uma assadeira. Asse por cerca de 25 minutos, a uma temperatura de 180ºC, até que estejam ao ponto.

Coloque os ingredientes do molho em uma panela média e mexa até que o amido de milho se dissolva. Faça ferver em fogo médio, depois diminua o calor para fogo baixo e mexa por mais um minuto ou até que o molho engrosse. Misture com as almôndegas e sirva sobre o arroz.

Rendimento

Cerca de 20 almôndegas

Macarrão Chinês

Esta é uma ótima maneira de incrementar seu macarrão.

Ingredientes

½ xícara de amendoim sem casca
2 colheres de sopa de vinagre de arroz
1 colher de sopa de óleo de gergelim
5 colheres de sopa de molho de soja
5 colheres de sopa de azeite de oliva
½ colher de chá de gengibre moído
2 colheres de sopa de açúcar mascavo
1 colher de sopa de cebola picada
½ xícara de pimentões vermelhos picados
½ xícara de pimentões verdes picados
500 gramas de espaguete

Como Fazer

Misture todos os ingredientes em uma tigela e reserve. Cozinhe o macarrão e escorra. Depois misture o macarrão com os ingredientes e sirva.

Rendimento

6 porções

Molho Pesto para Macarrão

Esta receita usa menos azeite do que a maioria das receitas de molho pesto, mas lembre-se de que há óleo no pinoli.

Ingredientes

2 xícaras de folhas frescas de manjericão
½ xícara de pinoli (ou nozes)
6 a 8 dentes de alho
1 colher de chá de sal
½ colher de chá de pimenta branca moída
1 xícara de queijo parmesão
2 xícaras de azeite de oliva

Como Fazer

Junte os ingredientes no processador (ou liqüidificador) e bata até obter um molho com consistência pastosa. Acrescente uma ou duas colheres de sopa de pesto para cada porção de macarrão. Este molho vai bem com vários tipos de massa, mesmo o ravióli. Eu também gosto de jogar uma colher de chá de vinagre balsâmico no macarrão com pesto para obter um sabor mais forte e adocicado.

Rendimento

2 a 2 ½ xícaras de molho

Molho de Vinagre Balsâmico

Ingredientes

¼ xícara de vinagre de maçã
¼ de xícara de vinagre balsâmico
1 ½ colher de sopa de mostarda
4 envelopes de adoçante em pó
1 dente de alho amassado
3 colheres de sopa de azeite de oliva

Como Fazer

Misture os ingredientes em uma xícara e sirva sobre a salada, massa ou frango.

Rendimento

½ xícara de molho

Sopa de Milho

Ingredientes

1 xícara de água
4 xícaras de batatas cozidas, cortadas e descascadas
½ xícara de aipo picado
½ xícara de cebola roxa picada
1 xícara de caldo de galinha
½ xícara de salsinha picada
2 colheres de chá de pimenta branca moída
4 xícaras de milho verde
4 xícaras de leite desnatado

Como Fazer

Misture os primeiros sete ingredientes em uma panela e ferva em fogo alto. Reduza o calor para fogo médio e mexa por 12 a 15 minutos ou até que as batatas fiquem macias. Depois acrescente o milho à mistura e tampe a panela, deixando que os ingredientes cozinhem por cinco minutos. Misture o leite e mexa mais cinco minutos, sem parar. Sirva quente.

Rendimento

8 porções

Frango Cajun Crocante

Ingredientes

4 peitos de frango sem pele
¾ xícara de iogurte desnatado natural
2½ xícaras de flocos de milho
2 colheres de chá de páprica
2 colheres de chá de pimenta branca moída

Como Fazer

Cubra os peitos de frango com iogurte e resfrie por algumas horas ou durante a noite toda. Coloque os flocos de milho no processador e bata até obter migalhas. Misture os flocos, a páprica e a pimenta em um pequeno saco plástico. Coloque cada um dos peitos de frango dentro do saco com tempero e chacoalhe para cobri-lo totalmente. Coloque os peitos de frango temperados em uma assadeira ligeiramente untada e asse a 200ºC durante 40 a 50 minutos ou até dourar.

Rendimento

4 porções

Omelete Vegetariano

A cebola é facilmente disfarçada neste omelete para que seus filhos não percebam que estão comendo algo saudável! Você também deve picar em fatias finas a abobrinha e ralar a cenoura para escondê-los na receita.

Ingredientes

4 ovos
4 colheres de sopa de leite
½ xícara de cebola bem picada
½ xícara de abobrinha cortada em fatias finas
½ xícara de cenouras raladas
½ xícara de queijo ralado
½ colher de chá de sal
uma pitada de pimenta branca
azeite de oliva

Como Fazer

Bata bem os ovos, até conseguir uma mistura homogênea das claras e gemas. Adicione o leite, o sal e a pimenta à mistura. Coloque um pouco de azeite na frigideira e espere aquecer. Coloque as cebolas, a abobrinha e as cenouras e deixe dourar. Despeje a mistura por cima e, sobre ela, o queijo ralado. Abaixe o fogo e deixe cozinhar por 2 minutos. Com a ajuda de uma espátula vire devagar a omelete e deixe por mais 2 minutos. Apague o fogo e sirva.

Rendimento

4 porções

Espetacular Hambúrguer de Legumes

Mais uma receita para esconder os legumes onde seus filhos menos esperam

Ingredientes

450 gramas de carne moída
1 batata
1 cenoura
1 abobrinha
1 cebola pequena
1 colher de sopa de salsinha picada
Sal, pimenta e alho a gosto

Como Fazer

Moa a batata crua e escorra o líquido. Moa a cenoura, a abobrinha e a cebola. Misture a carne moída e a salsinha com os ingredientes acima para formar os hambúrgueres. Unte uma frigideira e grelhe a carne. Sirva no pão ou com massas.

Rendimento

4 a 6 porções

Purê de Batatas Vegetariano

A couve-flor é uma ótima fonte de potássio, ácido fólico, vitamina A e principalmente vitamina C, mas todas estas propriedades saudáveis passarão despercebidas em um purê de batatas!

Ingredientes

4 batatas brancas médias cozidas e amassadas
½ xícara de couve-flor bem cozida e amassada
Aproximadamente ¼ xícara de leite desnatado
(mais ou menos, para dar o ponto do Purê)
2 colheres de sopa de migalhas de pão
2 colheres de sopa de queijo ralado
Sal e pimenta a gosto

Como Fazer

Misture as batatas amassadas com a couve-flor amassada e o leite. Acrescente uma pequena pitada de sal temperado e pimenta. Coloque em uma tigela que possa ir ao fogo. Misture o queijo ralado com as migalhas de pão e salpique sobre as batatas. Asse a 180ºC até dourar.

Rendimento

4 a 6 porções

Salada Saudável de Atum

Os diferentes sabores e texturas das latas de atum podem torná-lo o alimento favorito das crianças e ao mesmo tempo proporcionar uma opção de refeição saudável.

Ingredientes

2 latas de atum ralado ao natural (escorrer a água)
½ xícara de aipo picado
½ xícara de maçã picada
1 colher de sopa de nozes picadas
1 colher de sopa de cebolinha picada
2 colheres de sopa de maionese light
2 colheres de chá de mostarda para dar sabor
Tomates partidos ao meio
Folhas de alface

Como Fazer

Misture o atum com o aipo, a maçã, as nozes, a cebolinha, a maionese e a mostarda. Sirva em um ninho de alface e cubra com os tomates cortados. Salpique sal e pimenta a gosto.

Rendimento

6 porções

Batatas Assadas Crocantes

Dizer não às batatas fritas não tem a menor graça. Mas em vez da versão *fast food*, aqui vai uma opção fácil para você fazer em casa.

Ingredientes

3 batatas grandes
1 clara de ovo
Óleo para untar
1 colheres de chá de páprica
1 colher de chá de sal
½ colher de chá de pimenta branca moída

Como Fazer

Limpe e corte as batatas em tiras de 1 cm a 1,5 cm. Escorra o suco. Coloque as batatas em uma tigela e junte a clara de ovo e os temperos. Vire as batatas para ficarem cobertas totalmente. Unte uma forma e disponha as batatas em uma fileira. Asse em forno a 200ºC por 30 minutos ou até que fiquem coradas.

Rendimento

4 a 6 porções

Bolo Saudável

Muffin de Maçã e Morango

Ingredientes

2 xícaras de farinha de trigo integral
2 xícaras de açúcar mascavo
1 colher de sopa de fermento em pó
½ colher de chá de bicarbonato
2 colheres de chá de canela moída
¾ xícara de suco de maçã
2 claras
1 xícara de maçã picada
½ xícara de morangos picados
1 xícaras de uvas passas
(prefira as brancas para colorir a receita)

Como Fazer

Misture os ingredientes secos em uma tigela grande e mexa bem. Acrescente o suco de maçã e as claras até que os ingredientes secos fiquem umedecidos. Unte forminhas para muffin com margarina e encha cada uma delas com ¾ do volume. Asse a uma temperatura de 180ºC por 15 minutos ou até que um palito de madeira enfiado no centro do muffin saia seco e limpo. Deixe esfriar por 10 minutos antes de servir.

Rendimento

12 muffins

Lanches Saudáveis

Mix Alegre da Família

Muitas crianças gostam de salgadinhos, mas as porções industrializadas já embaladas normalmente são muito ricas em sal e carregadas de gordura saturada. Esta receita para assar seus próprios salgadinhos elimina bastante dos dois. Faça porções maiores para guardar em pacotes bem fechados para mantê-los frescos e crocantes.

Ingredientes

3 colheres de sopa de manteiga ou margarina light
4 colheres de chá de molho inglês
2 colheres de chá de sal
2 xícaras de amendoins torrados
2 xícaras de pipoca estourada
2 xícaras de salgadinhos tipo pretzel
1½ xícaras de biscoitos sabor queijo

Como Fazer

Em uma panela derreta a manteiga junto com o sal e o molho inglês. Junte os amendoins, as pipocas, os pretzels e os biscoitos e misture até que estejam bem envolvidos com o líquido. Aqueça o forno a 160ºC. Unte uma forma e coloque os salgadinhos de maneira uniforme. Asse por 30 minutos. Transfira para papel absorvente para resfriar.

Rendimento

6 xícaras

Refrigerante Borbulhante de Frutas

Uma alternativa saudável ao refrigerante e uma ótima diversão, tudo em uma bebida só.

Ingredientes

Água com gás
Suco de uva
Fatias de maçã, laranja e abacaxi
Uvas sem sementes

Como Fazer

Adoce aproximadamente 2 xícaras de água com gás com ¼ xícara de suco de uva. Acrescente pedaços suculentos de frutas para dar um toque de sabor e diversão com elas flutuando no copo.

Lanche Arco-Íris

Crie para seus filhos um prato saudável para depois da escola com frutas, legumes e verduras. Tempere levemente os legumes e verduras com sal. Cubra as frutas coloridas com açúcar mascavo ou mel. Coloque tudo em um prato e sirva.

Tomates-cereja
Erva-doce cortada em tiras
Palitos de cenoura
Pepinos descascados e fatiados
Couve-flor
Ervilhas e milho verde em conserva
Uvas
Morangos
Mexerica em gomos
Fatias de maçã

Sobremesas

Coquetel de Frutas

Se seus filhos gostam de salada de frutas, você pode apresentá-los a essa alternativa fácil de fazer em casa. Suco de laranja e mel criam um "xarope" saudável e as frutas frescas sempre são uma opção nutritiva.

Ingredientes

1 xícara de bananas fatiadas
1 xícara de morangos fatiados
1 xícara de uvas sem sementes
1 xícara de suco de laranja
1 colher de sopa de mel
1 iogurte natural

Como Fazer

Em uma tigela grande misture as frutas, o suco de laranja e o mel. Mexa tudo e resfrie. Cubra com iogurte natural.

Rendimento

4 a 6 porções

Molho Quente de Frutas para Sorvete

Sorvete com calda de chocolate é uma ótima sobremesa - mas apenas se servido de vez em quando. Por que não apresentar a seus filhos este molho de frutas saudável e delicioso como cobertura?

Ingredientes

3 ou 4 ameixas vermelhas
3 ou 4 ameixas amarelas
3 ou 4 pêssegos

Como Fazer

Descasque e tire as sementes das frutas e corte-as em pedaços médios. (Tire a pele das frutas jogando-as em água fervente por 30 segundos, ou simplesmente use uma faca para remover a pele). Em uma panela média, aqueça as frutas em ¼ xícara de água em fogo médio por 30 minutos, ou até que as frutas formem um molho. Se quiser um molho mais grosso, cozinhe sem tampa. Se as frutas não estiverem muito doces, acrescente uma colher de açúcar ou mel a gosto.

Torta Crocante de Maçã

Aqui vai uma receita rápida, fácil e de baixo teor de gordura.

Ingredientes

8 maçãs
10 biscoitos tipo cookie picados
3 colheres de sopa de margarina light
2 colheres de sopa de açúcar mascavo
1/3 xícara de uvas passas (opcional)

Como Fazer

Descasque as maçãs e corte-as em fatias finas. Coloque-as enfileiradas em uma tigela de vidro. Misture os biscoitos, a margarina, o açúcar mascavo, as uvas passas e cubra as maçãs. Borrife 3 colheres de sopa de água sobre a mistura e asse a 180ºC por uma hora ou até que as maçãs fiquem macias.

Rendimento

4 a 6 porções

papel 100% reciclado

ESTA OBRA FOI COMPOSTA PELO ESTÚDIO SAMBAQUI
EM ROTIS SERIF E BELL GOTHIC E FOI IMPRESSA
PELA GRÁFICA PAULUS EM PAPEL RECICLATO 75 G/M²
PARA A EDITORA SEOMAN EM MARÇO DE 2006.

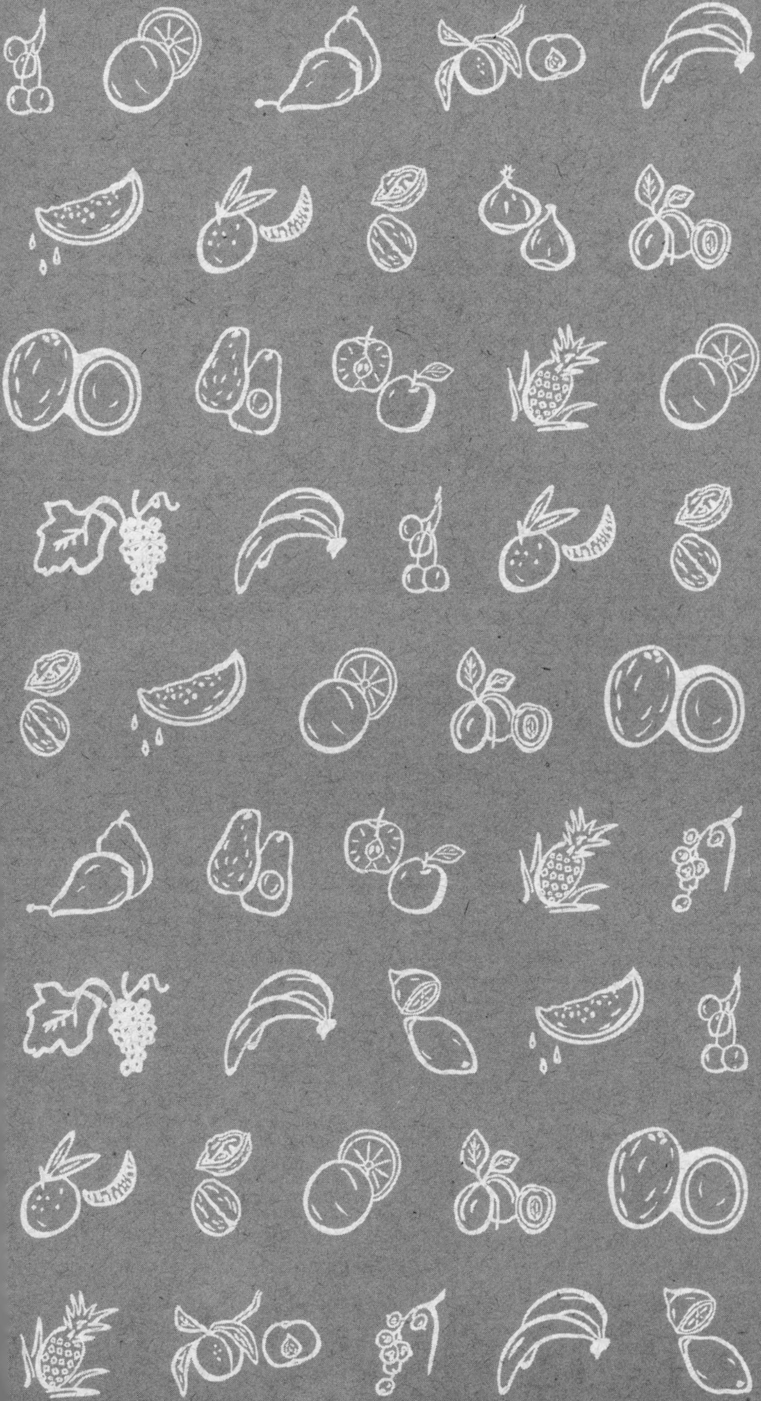

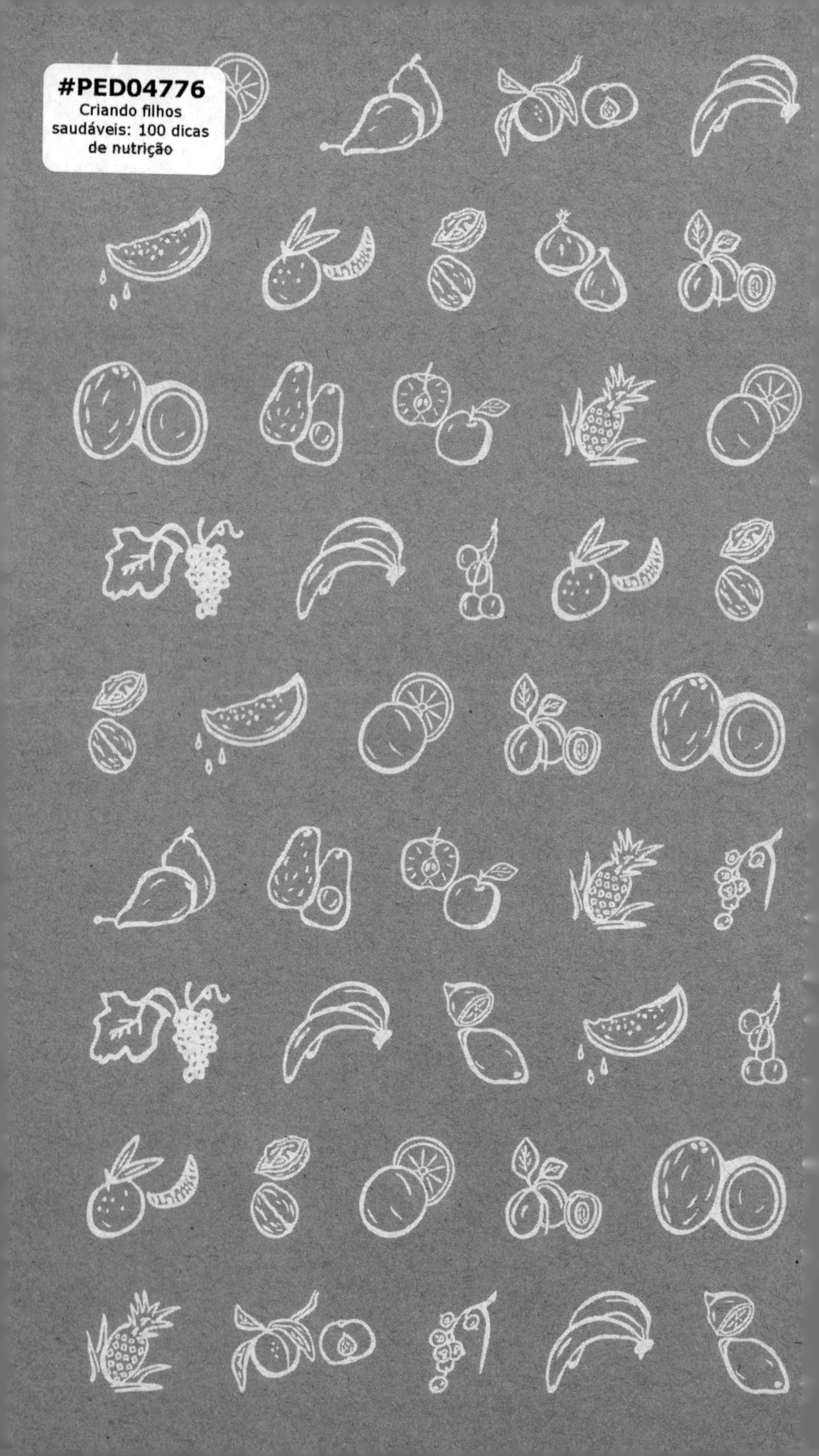